高职高专药学类专业实训教材

微生物学与免疫学实训

主 编 曹元应 宇芙蓉

编 者（以姓氏笔画为序）

宇芙蓉（安徽医学高等专科学校）

张文霞（滁州城市职业技术学院）

苏 琰（合肥职业技术学院）

曹元应（安徽医学高等专科学校）

雷 红（皖西卫生职业学院）

楼 研（安徽医学高等专科学校）

东南大学出版社
SOUTHEAST UNIVERSITY PRESS
·南京·

图书在版编目（CIP）数据

微生物学与免疫学实训 / 曹元应，宇芙蓉主编. —
南京：东南大学出版社，2014.2
高职高专药学类专业实训教材 / 王润霞主编
ISBN 978 - 7 - 5641 - 2707 - 7

Ⅰ. ①微… Ⅱ. ①曹… ②宇… Ⅲ. ①医学微生物学
-高等职业教育-教材 ②医学-免疫学-高等职业教育-
教材 Ⅳ. ①R37 ②R392

中国版本图书馆 CIP 数据核字(2014)第 021095 号

微生物学与免疫学实训

出版发行	东南大学出版社
出 版 人	江建中
社　　址	南京市四牌楼 2 号
邮　　编	210096
经　　销	江苏省新华书店
印　　刷	南京工大印务有限公司
开　　本	787 mm×1 092 mm　1/16
印　　张	6.25
字　　数	150 千字
版　　次	2014 年 2 月第 1 版　2014 年 2 月第 1 次印刷
书　　号	ISBN 978 - 7 - 5641 - 2707 - 7
定　　价	15.00 元

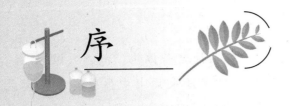

序

　　《教育部关于"十二五"职业教育教材建设的若干意见》(教职成〔2012〕9号)文中指出:"加强教材建设是提高职业教育人才培养质量的关键环节,职业教育教材是全面实施素质教育,按照德育为先、能力为重、全面发展、系统培养的要求,培养学生职业道德、职业技能、就业创业和继续学习能力的重要载体。加强教材建设是深化职业教育教学改革的有效途径,推进人才培养模式改革的重要条件,推动中高职协调发展的基础工程,对促进现代化职业教育体系建设、切实提高职业教育人才培养质量具有十分重要的作用。"按照教育部的指示精神,在安徽省教育厅的领导下,安徽省示范性高等职业技术院校合作委员会(A联盟)医药卫生类专业协作组组织全省10余所有关院校编写了《高职高专药学类实训系列教材》(共16本)和《高职高专护理类实训系列教材》(13本),旨在改革高职高专药学类专业和护理类专业人才培养模式,加强对学生实践能力和职业技能的培养,使学生毕业后能够很快地适应生产岗位和护理岗位的工作。

　　这两套实训教材的共同特点是:

　　1. 吸收了相关行业企业人员参加编写,体现行业发展要求,与职业标准和岗位要求对接,行业特点鲜明。

　　2. 根据生产企业典型产品的生产流程设计实验项目。每个项目的选取严格参照职业岗位标准,每个项目在实施过程中模拟职场化。护理专业实训分基础护理和专业护理,每项护理操作严格按照护理操作规程进行。

　　3. 每个项目以某一操作技术为核心,以基础技能和拓展技能为依托,整合教学内容,使内容编排有利于实施以项目导向为引领的实训教学改革,从而强化了学生的职业能力和自主学习能力。

　　4. 每本书在编写过程中,为了实现理论与实践有效地结合,使之更具有实践性,还邀请深度合作的制药公司、药物研究所、药物试验基地和具有丰富临床护理经验的行业专家参加指导和编写。

5. 这两套实训教材融合实训要求和岗位标准使之一体化,"教、学、做"相结合。在具体安排实训时,可根据各个学校的教学条件灵活采用书中体验式教学模式组织实训教学,使学生在"做中学",在"学中做";也可按照实训操作任务,以案例式教学模式组织教学。

成功组织出版这两套教材是我们通过编写教材促进高职教育改革、提高教学质量的一次尝试,也是安徽省高职教育分类管理和抱团发展的一项改革成果。我们相信通过这次教材的出版将会大大推动高职教育改革,提高实训质量,提高教师的实训水平。由于编写成套的实训教材是我们的首次尝试,一定存在许多不足之处,希望使用这两套实训教材的广大师生和读者给予批评指正,我们会根据读者的意见和行业发展的需要及时组织修订,不断提高教材质量。

在教材编写过程中,安徽省教育厅的领导给予了具体指导和帮助,A联盟成员各学校及其他兄弟院校、东南大学出版社都给予大力支持,在此一并表示诚挚的谢意。

安徽省示范性高等职业技术院校合作委员会

医药卫生协作组

前　言

　　《微生物学与免疫学实训》为药学类专业实训配套教材之一,该书分为微生物学实训与免疫学实训两部分,共 19 个实训。本书在编写上以就业为导向,以学生为主体,注重学生的职业生涯发展,特别是职业素养的培养。教材的编写要为学生的终身教育考虑,不仅要注意基础理论、基础知识的传授,更要注重职业素养的培养,包括通用素养,例如良好的工作、劳动习惯的灌输,还有专业素养的培养,即利用专业技能解决实际问题的能力。

　　全书的 19 个实训内容是按照"课程标准"选择教材内容,根据《微生物学与免疫学》课程在整个"药学专业教学"中的地位、目标,考虑到学生已经具备了前承课程的一些知识与技能,也考虑到后续课程知识与技能的需要,合理确定教材的内容,避免课程相互之间过多的重复和断档,另外对教材内容也及时更新,与职业标准对接,体现出"新知识"、"新技术"、"新工艺"、"新方法"。本书的特点是教材的呈现形式新颖多样、直观明显、交互性强,内容步骤化、图形化、表格化,还增加了"知识拓展"、"思考题"和实训项目的"评分标准",构思新颖,图文并茂,内容丰富,理论联系实际,提高了学生的学习兴趣和理解能力,是一本好用、实用的实训教科书。

　　本书是全体编委共同努力、通力合作的结果。鉴于我们学术水平和写作能力有限,书中难免有不足之处,恳切希望广大教师和同学们提出宝贵意见,使其更趋完善。

编　者

2014 年 1 月

目 录

第一部分　微生物学

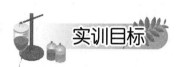

实训一　微生物实训室基础知识及安全防范

实训目标

　　实训是本课程的重要组成部分,其目的在于使学生通过实训,验证有关理论,加深对基本理论知识的理解;通过实训操作,学会有关的基本操作技能,树立无菌观念和掌握无菌技术;通过正确地观察和分析实训结果,使学生养成实事求是、严肃认真的科学态度,培养学生独立工作和分析解决问题的能力,为今后学习其他课程和参加临床工作打下良好的基础。

实训室规章

　　由于本门课的实验材料大多是病原微生物,如操作不慎发生意外,可能造成自身感染或污染环境,因此,必须严格遵守以下规则:
　　1. 进实训室要穿工作服,离室前脱下并反折,工作服须经常清洗,保持清洁。
　　2. 非实训用品不准带入实训室,必需的教材和文具带入后要远离操作部位。
　　3. 实训室内绝对禁止饮食、吸烟,不要用手抚摸头、面部等。
　　4. 实训室内要保持肃静,禁止高声说话和乱动物品。
　　5. 实训中一旦发生意外,如划破皮肤,细菌污染桌面、地面、手及衣物时,应立即报告老师及时处理,切勿隐瞒。
　　6. 凡实训用过的污染物品及器械,如带菌吸管、试管、玻片、培养物等,应放入指定容器内,不得直接清洗或放在桌上。
　　7. 使用显微镜或其他贵重仪器时,要求细心操作,特别爱护,节约使用实训材料,如损坏实训器材,应向老师报告,酌情处理。
　　8. 实训完毕,按要求整理实训物品和桌面,打扫卫生,检查水电和门窗。
　　9. 每次实训的结果,应以实事求是的科学态度填入实训报告中,并连同思考题及时上交教师批阅。
　　10. 离开实训室前,用肥皂洗手,必要时用消毒液泡手,然后离开实训室。

（宇芙蓉）

实训二　显微镜的使用

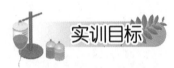

实训目标

1. 掌握普通光学显微镜油镜的使用和保护。
2. 了解普通光学显微镜的结构和使用方法。

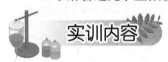

实训内容

一、实训原理

普通光学显微镜的结构由机械系统和光学系统两部分组成(图 2-1)。机械系统包括镜臂、镜筒、物镜转换器、镜台、调节装置等;光学系统包括目镜、物镜、聚光器、光源等。物镜是光学系统中重要的部件之一,有低倍镜、高倍镜和油镜三种。由于细菌的体积小,必须用油镜头放大才能观察到。

油镜的原理:油镜放大的倍数高,而油镜的透镜小,进入的光线不足,且载玻片和空气的折光率不同,光线经过载玻片和空气的折射后,会发生散射现象,使进入物镜的光线较少,物像不清晰。在载玻片和油镜之间滴加与玻璃折光率($n=1.52$)相近的香柏油($n=1.514$),可减少折射,光照强度增大,视野亮度增强,物像清晰(图 2-2)。

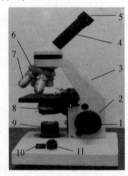

图 2-1　普通光学显微镜结构示意图

1. 细调节器　2. 粗调节器　3. 镜臂　4. 镜筒　5. 目镜　6. 物镜转换器　7. 物镜　8. 聚光器　9. 光源　10. 电源　11. 亮度调节器

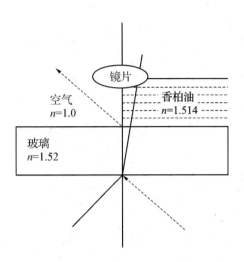

图 2－2　油镜原理示意图

二、实训用物

1．标本　细菌玻片标本。

2．仪器　普通光学显微镜。

3．其他　香柏油、二甲苯、擦镜纸。

三、实训操作

1．低倍镜、高倍镜的使用

（1）放置显微镜：将显微镜轻放在平稳的试验桌上，镜座距实验桌边缘几厘米处，目镜对着观察者。调节座位高低，端坐。

（2）调节光亮：打开电源，将低倍物镜转到工作位置，缩小光圈，下降聚光器，调节光量，至视野内亮度适宜。

（3）放置标本片：将玻片标本正面朝上放置于载物台上，用固定夹或标本移动器固定，将观察部位移动至低倍镜下。

（4）调节焦距：缓慢转动粗调节器，发现物像时，改用细调节器调节至物像清楚。

（5）高倍镜使用：将低倍镜下看清的物像移至视野中央，转换高倍镜至工作位置，调节亮度后，再略微转动细调节器，使看到的物像更加清晰。

2．油镜的使用

（1）选定目标：用低倍镜确定观察部位，并移至视野中央。

（2）转换油镜：在观察区滴加香柏油一滴，转换油镜头。从侧面观察油镜头，缓慢转动粗调节器，待油镜头浸入油滴内为止。

（3）调节光亮：聚光器上升到最高位，光圈完全打开。

（4）调节焦距：观察目镜，缓慢转动粗调节器，待看到模糊物像时，再用细调节器调节至物

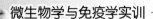

像清晰。

（5）观察方法：观察标本时应两眼同时睁开，以减少眼睛疲劳。练习左眼窥镜，右眼记录绘图。

四、实施要点

1. 取送显微镜时，一手托镜座，一手握镜臂，平端在胸前，轻拿轻放。

2. 使用前要检查，发现缺损或操作不灵活，立即报告老师，不可擅自拆卸修理。

3. 转换物镜时，应转动物镜转换器，切勿直接扳动镜头。

4. 更换玻片时，先将高倍镜（或油镜）转到低倍镜，玻片换好后再按标准程序重新对焦，切勿直接抽换标本，以免刮伤镜头。

5. 使用油镜时，载物台切勿倾斜，以免镜油流出。

6. 保持镜头清洁，用擦镜纸擦拭镜头，勿用其他东西擦拭镜头，以免磨损镜面。

7. 油镜使用后，立即用擦镜纸擦去香柏油，若油镜头上的油渍未擦干净，可将少许二甲苯滴在擦镜纸上擦拭镜头，最后再用干净的擦镜纸擦去残留的二甲苯。

8. 显微镜使用擦净后，将物镜转为"八"字形并降低，下降聚光器，送至显微镜室。

 思考题

1. 使用油镜时有哪些注意事项？

2. 用油镜观察标本时，为何在载玻片和油镜头之间滴加香柏油？

3. 镜检标本时，为何先用低倍镜观察，不直接用高倍镜或油镜观察？

 知识拓展

显微镜的发明：公元 1680 年，一个在荷兰德夫特的市政厅门房干了几十年门卫工作的半老头子，却被当时欧洲乃至世界科技界颇具权威的英国皇家学会吸收为正式会员。接着，英国女王亲笔给他写来了贺信。一时，他从一个最普通、最平凡的人霎时间变成了震惊世界的名人。他的主要业绩，就是经过自己几十年坚韧不拔的努力和探索，发明了世界医学史上第一架帮助人类认识自然、驾驭自然、打开微观世界大门的显微镜，从此，他的这一业绩时时深刻地影响着人类的生命和生活。这个令世界震惊的小人物就是 1632 年出生于荷兰德夫特一个普通工匠家庭而后成为荷兰著名微生物学家的列文虎克。

显微镜的使用评分标准

班级：_____　　姓名：_____　　学号：_____　　得分：_____

项　目		评价内容	分值	评分等级及分值			扣分依据
				A	B	C	
实验素质		仪表端庄,工作服整洁	5	5	4～3	2～0	
		安静有秩序提前5分钟进入实验室,不携带与实验无关物品	5	5	4～3	2～0	
实验态度		认真听讲	3	3	2	1～0	
		细心观察示教过程	3	3	2	1～0	
		操作认真、规范	4	4	3	2～0	
操作过程	操作前准备	搬移显微镜时手法正确,认真检查显微镜	5	5	4～3	1～0	
		操作台准备:台面清洁、无杂物、光线充足	2	2	1	0	
		物品准备:备齐用物(少备一种扣1分)	3	3	2	1～0	
	操作中	端坐,观察标本时左眼窥镜,右眼记录绘图	3	3	2	1～0	
		根据需要缩放光圈,升降聚光器,调节光量	7	7	6～4	3～0	
		通过转动物镜转换器来转换物镜	10	10	9～5	4～0	
		转换油镜时,侧面观察油镜头,缓慢转动粗调节器,待油镜头浸入油滴内	10	10	9～5	4～0	
		使用油镜时,聚光器上升到最高位,光圈完全打开	5	5	4～3	2～0	
		油镜使用后,正确处理油镜头	5	5	4～3	2～0	
		显微镜擦净后,物镜转为"八"字形并降低,下降聚光器	5	5	4～3	2～0	
		操作过程井然有序,安静	5	5	4～3	2～0	
	操作后整理	整理操作台、实验器材物归原处、摆放整齐	3	3	2	1～0	
		使用后的废物分类处置,放入指定地方	2	2	2	1～0	
		认真检查显微镜,搬移手法正确,送至显微镜室	3	3	2	1～0	
		清扫地面,整理实验室	2	2	1	0	
评　价		态度端正,操作规范,认真练习	5	5	4～3	2～0	
完成实验报告		认真完成实训结果	5	5	4～3	2～0	
总　分			100				

实验教师签名：　　　　　　实训时间：

（雷红）

实训三　细菌的形态及特殊结构的观察

实训目标

1. 掌握细菌的特殊结构及其意义。
2. 认识细菌的基本形态。

实训用物

1. 标本　细菌基本形态示教标本、细菌特殊结构示教标本。
2. 仪器　普通光学显微镜。
3. 其他　香柏油、二甲苯、擦镜纸。

实训内容

一、细菌基本形态的观察

（一）球菌

1. 双球菌　脑膜炎奈瑟菌：革兰染色阴性,红色。菌体呈肾形,凹面相对,成双排列。
2. 链球菌　革兰染色阳性,紫色。菌体呈球形,链状排列,链的长短不一。
3. 葡萄球菌　革兰染色阳性,紫色。菌体呈球形,排列不规则,堆积如葡萄串。

（二）杆菌

1. 链杆菌　炭疽芽孢杆菌：革兰染色阳性,紫色。菌体呈杆状粗大,两端平齐,排列呈竹节状。
2. 棒状杆菌　白喉棒状杆菌：美兰染色。菌体呈棒状,一端或两端膨大,排列不规则,菌体内可见异染颗粒。
3. 分支杆菌　结核分枝杆菌：抗酸染色阳性,红色。菌体细长微弯,单个或分枝状排列。

（三）螺形菌

弧菌　霍乱弧菌：革兰染色阴性,红色。油镜下菌体微弯,呈弧形或逗点状。

二、细菌特殊结构的观察

1. 荚膜　肺炎链球菌:荚膜染色。菌体呈紫色,菌体周围的荚膜呈淡紫色或无色。视野中可见成双排列或短链状排列。

2. 鞭毛　伤寒沙门菌:鞭毛染色。菌体周围有鞭毛,菌体着色比鞭毛深。视野中可见脱落的鞭毛。

3. 芽孢　破伤风芽孢梭菌:革兰染色阳性。菌体呈鼓槌状,紫色。芽孢为无色透光区,位于菌体的顶端,圆形,直径大于菌体的宽度。

实施要点

一、正确使用油镜观察细菌的形态和特殊结构

二、细菌基本形态的观察

1. 球菌　应注意细菌的染色性、大小、形态、排列方式。
2. 杆菌　应注意细菌的染色性、大小、形态、菌端的形态、排列方式。
3. 弧菌　应注意细菌的染色性、大小、形态、排列方式。

三、细菌特殊结构的观察

1. 荚膜　应注意荚膜的染色、形状、大小、位置。
2. 鞭毛　应注意鞭毛的染色、形态、长度、大小、数目、位置。
3. 芽孢　应注意芽孢的染色、形状、直径大小、位置。

思考题

1. 简述细菌的特殊结构及其意义。
2. 记录镜下观察细菌的基本形态(见表3-1)。

表3-1　细菌的基本形态

细菌	染色性	镜下形态	镜下排列方式
脑膜炎奈瑟菌			
链球菌			
葡萄球菌			
炭疽芽孢杆菌			

续表 3－1

细菌	染色性	镜下形态	镜下排列方式
白喉棒状杆菌			
结核分枝杆菌			
霍乱弧菌			

3. 绘出细菌的基本形态示意图。

4. 绘出细菌的特殊结构示意图。

知识拓展

细菌的特殊结构包括荚膜、鞭毛、菌毛和芽孢。

荚膜的作用：保护细菌免受宿主吞噬细胞的吞噬，减少或避免体内溶菌酶、补体、抗菌抗体及抗菌药物等杀菌物质对细菌的损伤，因而是构成细菌致病力的重要因素。荚膜成分具有较强的抗原特异性，据此可对细菌进行鉴别和分型。

鞭毛的功能：鞭毛是细菌的运动器官，也可据此对细菌进行鉴别。根据菌毛的功能，可将菌毛分为普通菌毛和性菌毛。普通菌毛是细菌的黏附结构，细菌可借普通菌毛牢固黏附于易感细胞上，与细菌的致病性密切相关；性菌毛与某些细菌遗传物质的传递有关。

芽孢的功能与作用：芽孢的形状、大小及其在菌体中的位置随菌种不同而异，可用以鉴别细菌；芽孢对各种理化因素都有很强的抵抗力；由于芽孢的抵抗力强，灭菌时，均要以杀灭芽孢为标准。

细菌的形态及特殊结构的观察

班级：_____ 姓名：_____ 学号：_____ 得分：_____

项 目	评价内容	分值	评分等级及分值			扣分依据
			A	B	C	
实验素质	仪表端庄，工作服整洁	5	5	4～3	2～0	
	安静有秩序提前5分钟进入实验室，不携带与实验无关物品	5	5	4～3	2～0	
实验态度	认真听讲	3	3	2	1～0	
	细心观察标本	3	3	2	1～0	
	正确使用油镜	4	4	3	2～0	

续表

项　目		评价内容	分值	评分等级及分值			扣分依据
				A	B	C	
操作过程	操作前准备	搬移显微镜手法正确,认真检查显微镜	5	5	4	3~0	
		操作台准备:台面清洁、无杂物、光线充足	2	2	1	0	
		准备玻片标本,少备一种扣0.5分	3	3	2	1~0	
	操作中	端坐,观察标本时左眼窥镜,右眼记录绘图	3	3	2	1~0	
		用低倍镜确定观察部位,移至视野中央	7	7	6	5~0	
		通过转动物镜转换器来转换油镜	10	10	9~5	6~0	
		转换油镜时,侧面观察油镜头,缓慢转动粗调节器,待油镜头浸入油滴内	10	10	9~5	4~0	
		使用油镜时,聚光器上升到最高位,光圈完全打开	5	5	4~3	2~0	
		油镜使用后,正确处理油镜头	5	5	4~3	2~0	
		显微镜擦净后,物镜转为"八"字形并降低,下降聚光器	5	5	4~3	2~0	
		观察过程井然有序,安静	5	5	4~3	2~0	
操作过程	操作后整理	正确处理玻片标本、实验器材物归原处	3	3	2	1~0	
		使用后的废物分类处置,放入指定地方	2	2	1	0	
		认真检查显微镜,搬移手法正确,送至显微镜室	3	3	2	1~0	
		清扫地面,整理实验室	2	2	1	0	
评　价		态度端正,操作规范,认真练习	5	5	4~2	1~0	
完成实验报告		认真完成实训结果	5	5	4	3~0	
总　分			100				

实验教师签名:　　　　　　　实训时间:

（雷红）

实训四　细菌的涂片标本制作及革兰染色

实训目标

1. 掌握细菌涂片标本的制作方法。
2. 掌握革兰染色的方法及结果判断。
3. 了解细菌革兰染色的原理。

实训用物

1. 菌种　大肠埃希菌、葡萄球菌琼脂平板培养物。
2. 染液　革兰染液。
3. 其他　载玻片、无菌生理盐水、酒精灯、接种环、香柏油、二甲苯、擦镜纸等。

实训操作

1. 操作流程

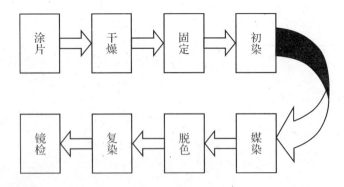

2. 细菌的涂片标本(图 4-1)制作

(1) 涂片:取洁净载玻片一张,用记号笔分为两格,做好标记。取 1~2 环无菌生理盐水于每格中。接种环灭菌后,分别取大肠埃希菌、葡萄球菌少许,与相应格中的生理盐水混匀,涂成直径为 1 cm 大小的菌膜。(若用液体培养物涂片,可直接取材涂布,不需生理盐水)

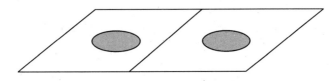

（2）干燥:涂好的菌膜最好在室温下自然干燥,也可将标本面向上,置酒精灯火焰上方15～20 cm处烘干。

（3）固定:将干燥后的玻片菌膜向上匀速通过酒精灯外焰3次。

图4-1　细菌的涂片标本

3. 革兰染色

（1）初染:滴加结晶紫染液覆盖于制作好的标本菌膜上,1分钟后,用水冲洗,甩去积水。

（2）媒染:滴加卢戈染液于菌膜上,1分钟后用水冲洗,甩去积水。

（3）脱色:滴加95％乙醇数滴于菌膜上,轻轻晃动玻片,至无紫色脱出为止,约30秒,用水冲洗,甩去积水。

（4）复染:滴加稀释复红染液覆盖在菌膜上,1分钟后用水冲洗,甩去积水。

4. 镜检　待标本自然干燥或用吸水纸轻轻吸干后,用油镜观察。

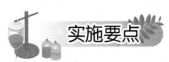

1. 取菌量适当,菌膜应薄而均匀。取菌龄为对数生长期的菌种为宜。

2. 取菌前后接种环均要灭菌处理。固定时切勿将玻片直接置火焰上烤,避免破坏细菌结构。

3. 染色的关键步骤是脱色,脱色的时间过度或不够,都会影响染色结果。

4. 水洗时应用水漂去染液,不可直接甩去染液,切勿用水直接冲洗菌膜,水流应轻柔。

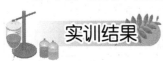

1. 制作细菌涂片标本时,涂片后为何要固定? 固定时应注意什么?

2. 列表说明革兰染色的镜检结果(见表4-1)。

表4-1　革兰染色的镜检结果

菌种	形态	排列方式	染色性
大肠埃希菌			
葡萄球菌			

3. 绘出油镜下观察的细菌形态。

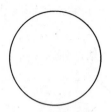

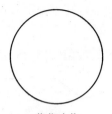

大肠埃希菌　　　　　　　　葡萄球菌

4. 革兰染色过程中应注意什么？为什么？
5. 试述革兰染色的重要意义。

知识拓展

　　革兰染色法由丹麦病理学家 Christain Gram 于 1884 年创立,是细菌学中很重要的鉴别染色法,因为通过此法染色,可将细菌鉴别为革兰阳性菌(G+)和革兰阴性菌(G—)两大类。其重要的临床意义在于:①鉴别细菌;②为临床使用抗生素提供依据;③与致病性有关:革兰阳性菌能产生外毒素,革兰阴性菌能产生内毒素,两者的致病作用不同。

细菌的涂片标本制作及革兰染色评分标准

班级:_____　　姓名:_____　　学号:_____　　　得分:_____

项　目	评价内容	分值	评分等级及分值			扣分依据
			A	B	C	
实验素质	仪表端庄,工作服整洁	5	5	4~3	2~0	
	安静有秩序提前 5 分钟进入实验室,不携带与实验无关物品	5	5	4~3	2~0	
实验态度	认真听讲	3	3	2	1~0	
	细心观察示教过程	3	3	2	1~0	
	操作认真、规范	4	4	3	2~0	

续表

项　目		评价内容	分值	评分等级及分值			扣分依据
				A	B	C	
操作过程	操作前准备	染液准备正确,少或错备一种扣1分	4	4	3	2～0	
		操作台准备:台面清洁、无杂物、光线充足	2	2	1	0	
		其他用品准备,少备一种扣1分	4	4	3	2～0	
	操作前准备	点燃酒精灯,放好酒精灯盖	3	3	2	1～0	
		在酒精灯火焰旁边倾斜打开培养皿	7	7	6～5	4～0	
		培养皿打开的角度小于45度	10	10	9～7	6～0	
		取菌种前及涂片后,接种环均要灭菌处理	10	10	9～7	6～0	
		干燥时玻片菌膜向上置火焰上15 cm处烘干	5	5	4～3	2～0	
		脱色时间掌握灵活	7	7	6～5	4～0	
		水洗时注意水流轻柔及水洗的部位	5	5	4～3	2～0	
		操作步骤正确,井然有序,安静	3	3	2	1～0	
操作过程	操作后整理	整理操作台、实验器材物归原处、摆放整齐	2	2	1	0	
		使用后的废物分类处置,放入指定地方	3	3	2	1～0	
		消毒液泡手,清水洗净	3	3	2	1～0	
		清扫地面,整理实验室	2	2	1	0	
评　价		态度认真,操作规范	5	5	4	3～0	
完成实验报告		认真完成实训结果	5	5	4	3～0	
总　分			100				

实验教师签名:　　　　　实训时间:

（雷红）

实训五　微生物的分布实验

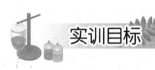

实训目标

1. 掌握细菌分布的检查方法,认识无菌操作在医学实践中的重要性。
2. 了解细菌在自然界及正常人体的分布,树立无菌观念。

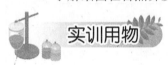

实训用物

1. 培养基　普通琼脂平板、血琼脂平板、琼脂。
2. 其他　酒精灯、接种环、75％乙醇、医用无菌棉签、培养箱等。

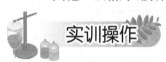

实训操作

1. 空气中细菌的检查　取普通琼脂平板一个,打开皿盖,暴露于空气中10分钟后盖好,在培养皿底部标记班级、组别、地点、时间,送置37℃恒温箱培养18～24小时后观察结果。

2. 水中细菌的检查　用无菌试管分别取池塘水和自来水各1 ml,分别注入两个空无菌培养皿中,迅速将已熔化并冷却至50℃的普通琼脂倾入,立即在桌面上轻轻转动平皿,使水样与琼脂混匀后静置,待凝固后,在培养皿底部标记班级、组别、水样、时间,送置37℃恒温箱培养18～24小时后观察结果。

3. 土壤中细菌的检查　取地表10～20 cm的土壤少许置于无菌生理盐水中,制成悬液。用灭菌接种环取悬液2～3滴,于普通琼脂培养基表面作分区划线。盖好皿盖,在培养皿底部标记班级、姓名、时间,送置37℃恒温箱培养18～24小时后观察结果。

4. 皮肤表面细菌检查　取普通琼脂平板1个,在平板底部正中画线一分为二。打开培养皿,将未消毒的任一手指直接在培养基表面的一半轻轻涂抹,然后用医用无菌棉签蘸75％乙醇对该手指消毒,将消毒后的手指在培养基表面的另一半轻轻涂抹。盖好皿盖,在培养皿底部标记班级、组别、姓名、皮肤是否消毒、时间,送置37℃恒温箱培养18～24小时后观察结果。

5. 咽喉部细菌检查　以下两种方法,任选一种。

(1)咽拭子法:取血琼脂平板一个,在平板底部正中画线一分为二。两人一组,分别用无菌

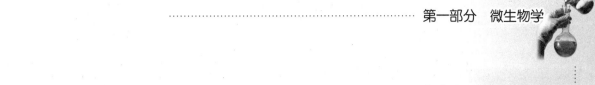

棉签于颚垂弓下面涂抹采集标本后,接种于血琼脂平板的一边,再用灭菌接种环作分区划线。盖好皿盖,在培养皿底部标记班级、姓名、时间,送置 37 ℃ 恒温箱培养 18～24 小时后观察结果。

(2)咳碟法:取血琼脂平板一个,打开皿盖,在距口 10 cm 处,对着培养基表面张口用力咳嗽数次后,盖好皿盖,在培养皿底部标记班级、姓名、时间,送置 37 ℃ 恒温箱培养 18～24 小时后观察结果。

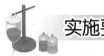

实施要点

1. 除空气中细菌检查外,其他项目均为无菌操作。
2. 接种环在接种前后均要灭菌。
3. 培养皿打开的角度小于 45 度。

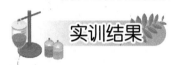

实训结果

1. 记录细菌分布检查的试验结果,并解释说明(见表 5-1)。

表 5-1　细菌分布检查的结果

项目	细菌生长情况	解释说明
池塘水		
自来水		
土壤		
消毒前的手		
消毒后的手		
咽喉部(方法)		

2. 通过微生物分布的试验,请结合专业,谈谈你的认识。

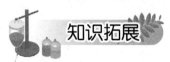

知识拓展

微生物的特征是分布广,种类多。虽然我们不借助显微镜就无法看到微生物,可是它在地球上几乎无处不有,无孔不入,就连我们人体的皮肤上、口腔里,甚至肠胃里,都有许多微生物。85 千米的高空、11 千米深的海底、2 000 米深的地层、近 100 ℃(甚至 300 ℃)的温泉、零下250 ℃ 的环境下,均有微生物存在,这些都属极端环境。至于人们正常生产生活的地方,也正是微生物生长生活的适宜条件。因此,人类生活在微生物的汪洋大海之中,但常常是"身在菌中不知菌"。微生物聚集最多的地方是土壤,任意取一把土或一粒土,就是一个微生物世界,不论数量或种类均很多。空气里悬浮着无数细小的尘埃和水滴,它们是微生物在空气中的藏身之地。哪里的尘埃多,哪里的微生物就多。一般来说,陆地上空比海洋上空的微生物多,城市上空比农村上空多,杂乱肮脏地方的空气里比整洁卫生地方的空气里的多,人烟稠密、家畜家禽聚居地方的空气里的微生物最多。各种水域中也有无数的微生物。居民区附近的河水和浅井水容易受到各种污染,水中的微生物就比较多。大湖和海水中,微生物较少。从人和动植物的表皮到人和动物的内脏,也都经常生活着大量的微生物。把手放到显微镜下观察,一双普通的手上带有细菌四万到四十万个,即使是一双刚刚用清水洗过的手,上面也有近三百个细菌。人们在握手时,会把许多细菌传播给对方,所以握手也能传播疾病! 幸好大多数微生物不是致病菌,否则后果将不堪设想。

微生物的分布实验评分标准

班级：_____　　姓名：_____　　学号：_____　　得分：_____

项 目		评价内容	分值	评分等级及分值			扣分依据
				A	B	C	
实验素质		仪表端庄，工作服整洁	5	5	4～3	2～0	
		安静有秩序提前5分钟进入实验室，不携带与实验无关物品	5	5	4～3	2～0	
实验态度		认真听讲	3	3	2	1～0	
		细心观察示教过程	3	3	2	1～0	
		操作认真、规范	4	4	3	2～0	
操作过程	操作前准备	实验分工：分工明确，积极准备	2	2	1	0	
		操作台准备：台面清洁、无杂物、光线充足	2	2	1	0	
		物品准备：备齐用物（少备一种扣1分）	6	6	5～4	3～0	
	操作前准备	点燃酒精灯，放好酒精灯盖	3	3	2	1～0	
		在酒精灯火焰旁边倾斜打开培养皿	7	7	6～5	4～0	
		培养皿打开的角度小于45度	10	10	9～7	6～0	
		接种环在接种前后均要灭菌	10	10	9～5	4～0	
		在培养皿底部做标记	5	5	4～3	2～0	
		培养皿倒置送入培养箱	5	5	4～3	2～0	
		操作过程井然有序，安静	5	5	4～3	2～0	
		同学之间互相协作，互相配合	5	5	4～3	2～0	
	操作前准备	整理操作台、实验器材物归原处、摆放整齐	3	3	2	1～0	
		使用后的废物分类处置，放入指定地方	3	3	2	1～0	
		消毒液泡手，清水洗净	2	2	1	0	
		清扫地面，整理实验室	2	2	1	0	
评 价		态度认真，操作规范	5	5	4	3～0	
完成实验报告		认真完成实训结果	5	5	4	3～0	
总 分			100				

实验教师签名：　　　　　实训时间：

（雷红）

实训六　细菌的接种方法及生长现象的观察

实训目标

1. 掌握无菌技术,树立无菌观念,明确操作要点。
2. 掌握细菌的接种方法及接种环的制作方法。
3. 熟悉细菌生长现象的观察方法。

实训用物

1. 菌种　大肠埃希菌、葡萄球菌、痢疾志贺菌、乙型溶血性链球菌、枯草芽孢杆菌等。
2. 培养基　肉汤培养基、普通琼脂平板、琼脂斜面、半固体培养基、血琼脂平板等。
3. 器材　接种环、接种针、酒精灯等。

实训内容

细菌的接种方法及生长现象的观察

（一）细菌的接种工具

细菌接种的接种工具主要有接种环和接种针,它们的结构包括环(针)、金属柄、绝缘柄三部分。其中环(针)部分由易于受热和散热、不易生锈的白金丝或镍铬金制成。一般要求接种针长50～80 mm,若将其前端弯曲成直径为2～4 mm密闭的正圆形即成接种环(图6-1)。接种环(针)于每次使用前后,均应通过火焰烧灼灭菌。

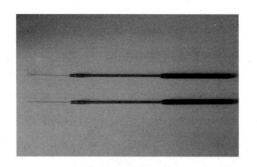

图 6-1　接种环与接种针

接种环(针)在使用之前需检查镍铬丝或白金丝是否呈直线,若有弯曲,需用吸管或接种环的另一端将其压直;若环不圆,可将镍铬丝前端放在吸管尖部缠绕一圈,再将镍铬丝突出的部分朝内压紧。

接种环用于固体、液体培养基的接种;接种针用于半固体培养基的接种。

(二) 细菌的接种法

1. 平板划线接种法　平板划线接种法是细菌分离培养的常用技术。其目的是通过划线将混杂的细菌标本或其他培养物在固体培养基表面逐一分散,经 18～24 小时培养后,各自形成菌落,可供细菌计数和进一步鉴定。也可根据菌落的形态特征挑选单个菌落,经移种培养后,获得纯种细菌。

(1) 分区划线法:此法适用于含菌量较多的检测标本(粪便、痰液等)。分区划线法是将平板培养基分四区划线。先用接种环蘸取少量标本涂布于平板培养基表面一角,并以此作起点划密集的平行线为第一区,其范围不得超过平板的 1/4;然后将接种环火焰灭菌,待冷,转动平板约 70°角,于第二区处再作划线,将接种环通过第一区 3～4 次,连续密集划线,以后划线不再接触第一区,划完后同上法灭菌。同样方法直至第四区,使每一区内的细菌数逐渐减少,最后分离培养出单个菌落。

(2) 连续划线法:是将标本或培养物涂于平板培养基表面一角,再由此开始用接种环在培养基表面向左右两侧划开并逐渐向下移动,连续划成若干条分散的平行线,直至划满培养基表面。此法适用于含菌量相对较少的标本(脑脊液、腹水等)或培养物。

2. 斜面培养基接种法　斜面培养基接种法主要用于单个菌落的纯培养、保存菌种或观察细菌的某些特征。用灭菌接种环取少许细菌,先从培养基斜面的底部向上划一条直线,再由底部向上作连续曲线划线,直至斜面顶端。

3. 液体接种法　液体接种法用于肉汤、蛋白胨水、糖发酵管等液体培养基的接种。它是采用灭菌接种环取少许细菌,在液体培养管内壁与液面交接处下的管壁轻轻研磨,使细菌混于培养基中。

4. 穿刺接种法　穿刺接种法主要用于半固体、明胶等培养基的接种,可用于保存菌种、观察细菌的动力及细菌的某些特性。用接种针取细菌少许,从半固体培养基中央,平行于管壁垂直刺入,接近管底但不触及管底,接种针再按原路退出。

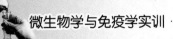

（三）细菌生长的现象

将细菌接种到培养基中，置 37 ℃培养箱培养 18～24 小时或数天甚至数周后，即可观察生长现象。不同细菌在不同培养基中的生长现象不同，观察生长现象可帮助鉴别细菌。

1. 细菌在液体培养基中的生长现象　不同种类的细菌在液体培养基中可呈现不同的生长现象，一般表现为三种类型：

（1）混浊：由于细菌菌体呈半透明状态，在液体培养基中细菌向四周均匀弥漫扩散，使原本清亮的培养基变得一片混浊。

（2）沉淀：细菌由于重力而下沉。如链球菌的链与链相互缠绕而下沉，出现肉眼可见的沉淀生长，沉淀物上面的液体仍清澈透明。

（3）菌膜：某些需氧菌如枯草芽孢杆菌，易在液体表面生长，形成肉眼可见的菌膜。

2. 细菌在固体培养基中的生长现象

（1）菌落：平板划线分离法可使细菌在平板培养基的表面生长，如接种的细菌能被适当地分散，经一定时间培养后，便可形成一个个肉眼可见的细菌集团，称为菌落。

（2）菌苔：细菌在固体培养基表面密集生长，未形成单个菌落，而多个菌落融合形成肉眼可见的细菌堆积物，称为菌苔。

3. 细菌在半固体培养基中的生长现象　细菌在半固体培养基中生长时，无鞭毛的细菌，只沿穿刺线生长；而有鞭毛的细菌沿穿刺线向四周扩散生长。因此，用穿刺法将细菌接种于半固体培养基，可帮助鉴别细菌是否有动力，即是否有鞭毛。

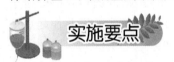
实施要点

一、细菌的接种方法

（一）平板划线接种方法

1. 分区划线法　主要用于细菌的分离培养。

（1）取样：右手持接种环，在酒精灯火焰上灭菌，待冷，挑取混合葡萄球菌与大肠埃希菌的菌液 1 环。

（2）接种：①左手持普通琼脂平板，以拇指和食指开启平板盖，并与平板底不能超过 45°。②将挑取的菌液轻轻涂在平板边缘，接种环烧灼灭菌，待冷后接种环与平板底平面保持 30°至 45°的角度，从涂抹部位开始连续在第一区来回划线（第一区划线约占平皿表面 1/4）。③用左手大拇指与中指旋转平板约 60°的角度，接种环烧灼灭菌，待冷却后，进行第二区划线，第二区划线与第一区划线开始相交 3～4 条，以后可不相交；烧灼接种环后用上述方法进行第三、四区划线。

（3）培养：接种完毕后，接种环灭菌，合上平板盖，在平板底部做好标本记录（名称、标本号、日期等）。将平板倒置放 37 ℃培养箱中培养 18～24 小时后观察结果（图 6 - 2）。

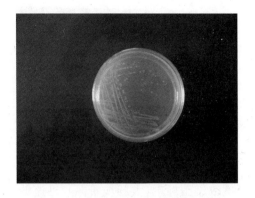

图 6-2 分区划线接种法的培养结果

（4）注意事项：划线接种时，力量要适中，切勿划破平板表面；操作中严格遵守无菌技术。

2. 连续划线法

（1）取样：先将接种环在火焰上烧灼灭菌，待冷却后挑取少许菌落。

（2）接种：① 左手斜持平板，用手掌托着平板底部，五指固定平板边缘，在酒精灯旁以拇指、食指和中指将平板盖撑开 30～45°角，置酒精灯前上方 5～6 cm；② 右手持已挑取细菌的接种环先在平板一侧边缘均匀涂布，然后运用腕力将接种环在平板上自上而下来回划线；③ 划线完毕，将平板扣入平板盖，接种环烧灼灭菌后放回原处。

（3）培养：在平板底上做好标记，经 37 ℃培养箱培养 18～24 小时后观察结果（图 6-3）。

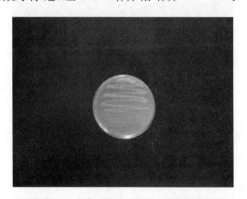

图 6-3 连续划线接种法的培养结果

（4）注意事项：连续划线要密，但不能重叠，充分利用平板的面积，不能划破琼脂表面，并注意无菌操作，避免空气中的细菌污染。

（二）斜面培养基接种法

（1）取样：①用左手食指、中指、无名指和大拇指握住待接种的斜面培养管和菌种管底部，使菌种管位于左侧，待接种管位于右侧，培养基斜面向上。②右手持接种环在火焰上烧灼灭菌，并以右手的无名指、小指和手掌拔取夹持两管塞，将管口通过火焰灭菌（图 6-4）。

21

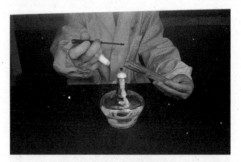

图6-4　斜面接种法

（2）接种：用灭菌接种环挑取细菌标本（大肠埃希菌），迅速伸入培养管斜面底部自下而上划一条直线，再由斜面底部向上轻轻蛇形划线。

（3）培养：取出接种环，在火焰上灭菌管口后塞上管塞，灭菌接种环，将培养管做好标记，置37℃培养箱培养18～24小时观察结果（图6-5）。

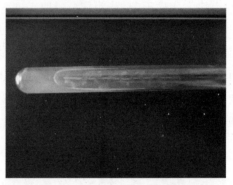

图6-5　斜面接种法的培养结果

（三）液体接种法

（1）取样：同斜面接种法，左手握住肉汤管，右手持接种环（针），灭菌冷却后，以小指和手掌拔取管塞，并将管口通过火焰灭菌。

（2）接种：用接种环（针）挑（蘸）取细菌标本（大肠埃希菌），伸入肉汤管内，在接近液面的管壁上轻轻研磨，使细菌混入肉汤中（图6-6）。

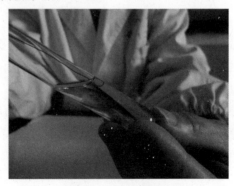

图6-6　液体接种法

（3）培养：按无菌要求处理接种环（针）和试管口，塞上管塞，做好标记，置37 ℃培养箱中培养18～24小时后观察结果。

（4）注意事项：接种时，接种环不宜在液体中混匀、搅拌，以免产生气溶胶，造成实验室污染。

（四）穿刺接种法

（1）取样：先将接种针在火焰上烧灼灭菌，待冷却后挑取少许大肠埃希菌落。

（2）接种：左手拿试管，右手持接种针，将试管塞打开后，试管口通过火焰灭菌，将接种针从培养基的中心向下垂直穿刺接种至试管底上方约5 mm处（勿穿至管底），然后由原穿刺线退出（图6-7）。

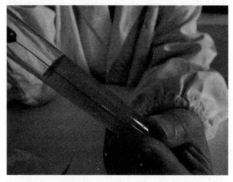

图6-7　穿刺接种法

（3）培养：将试管口灭菌后加塞。接种针烧灼灭菌后，再用同样的方法于另一管接种葡萄球菌。将两培养管做好标记，置37 ℃培养箱中培养18～24小时后观察结果。

（4）注意事项：在刺入及拔出时要保持接种针不向穿刺线外摆动。

二、细菌生长现象的观察

细菌在培养基中的生长现象

1. 细菌在液体培养基中的生长现象（图6-8）

（1）混浊生长：金黄色葡萄球菌菌液呈均匀混浊，管底有少量沉淀。

（2）沉淀生长：乙型溶血性链球菌菌液管底有沉淀，菌液无明显浑浊。

（3）菌膜形成：枯草芽孢杆菌菌液表面形成菌膜。

观察细菌在液体培养基的生长现象时，应注意观察培养基的透明度、管底和液面上是否有细菌生长。

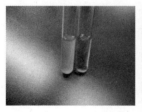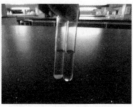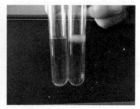

图6-8　细菌在液体培养基中的生长现象

1. 混浊生长　2. 沉淀生长　3. 菌膜形成

2. 细菌在固体培养基中的生长现象　细菌在固体培养基的生长形成菌落和菌苔(图6-9)。

(1)菌落:由一个细菌生长繁殖而形成的一个肉眼可见的细菌集团。因来源相同,同一个菌落的细菌为纯种细菌。不同细菌菌落的形态学特征存在差异,可以鉴别细菌。观察时应注意菌落的大小、形态、透明度、湿润度、表面、边缘、周围有无溶血环及色素等。

(2)菌苔:由多个菌落融合而成,可能含有杂菌。

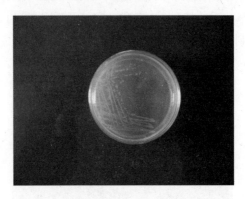

图6-9　细菌在固体培养基中的生长现象

3. 细菌在半固体培养基中的生长现象　用于观察细菌有无动力(图6-10)。

(1)无鞭毛的细菌:痢疾志贺菌无鞭毛,无动力,穿刺线清晰,细菌沿穿刺线生长,穿刺线四周培养基透明澄清。

(2)有鞭毛的细菌:大肠埃希菌有鞭毛,有动力,穿刺线模糊,沿穿刺线向周围扩散生长,四周培养基混浊呈雾状。

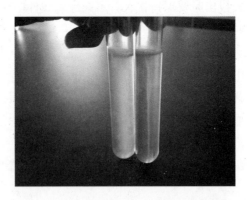

图6-10　细菌在半固体培养基中的生长现象
1. 左管是沿穿刺线扩散生长　　2. 右管是沿穿刺线生长

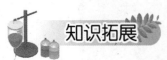

知识拓展

口服药物制剂的微生物学检验常采用倾注培养法进行细菌总数的测定。

倾注培养法是取一定量的供试药物以无菌生理盐水按比例进行系数稀释,加入定量的稀释液于无菌平板中,再注入已融化、冷至 50 ℃左右的琼脂培养基 15～20 ml,混匀,待凝固后置于 37 ℃培养箱培养 24～48 小时,计数平板内菌落。一般选取菌落数在 30～300 之间的平板进行计数,然后乘以稀释倍数即可得到每克或每毫升供试药物中的活菌总数。

细菌总数的测定是了解被检药品在单位重量或体积内所含有的活菌数,以判断供试药物被细菌污染的程度,是对该药品整个生产过程的卫生学总评的一个重要依据。

 ## 分区划线接种法的评分标准

班级:_____ 姓名:_____ 学号:_____ 得分:_____

项 目		评价内容	分值	评分等级及分值			扣分依据
				A	B	C	
课前素质准备		按时上课、着装整洁并穿白大衣,有实训预习报告	5	5	4～3	2～0	
操作过程	准备质量标准	备齐用物、摆放有序	5	5	4～3	2～0	
		检查接种环镍铬丝呈直线,顶端呈正圆形	5	5	4～3	2～0	
		无菌操作	5	5	4～3	2～0	
	操作质量标准	取样:右手持接种环按无菌操作挑取菌液	5	5	4～3	2～0	
		接种 左手持平板,右手接种细菌于平板第一区	15	15	14～8	7～0	
		接种 接种环灭菌后接种第二、三、四区(接种时切勿划破平板表面)	15	15	14～8	7～0	
		接种 完毕后,接种环灭菌,合上平皿盖,在平板底部做好标本记录	5	5	4～3	2～0	
		培养:将平板倒置放 37 ℃培养箱中培养 18～24 小时	5	5	4～3	2～0	
		结果观察:平板上有分离培养出单个菌落	10	10	9～5	4～0	
	知识考核(提问)	划线时注意事项	5	5	4～3	2～0	
		第二区划线与第一区划线开始相交几条,以后不再相交	5	5	4～3	2～0	
素质评价		操作认真、动作熟练	5	5	4～3	2～0	
		无菌观念强	5	5	4～3	2～0	
		台面整理、器械清洗、归类	5	5	4～3	2～0	
总分			100				

实验教师签名:_____   实训时间:_____

(张文霞)

实训七　物理消毒灭菌法

实训目标

1. 掌握常用的物理消毒灭菌方法及适用范围。
2. 掌握高压蒸汽灭菌器及干烤箱的使用方法。
3. 熟悉煮沸消毒法和紫外线杀菌试验的方法。
4. 了解常用消毒灭菌器及滤菌器的构造。

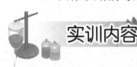

实训内容

物理消毒灭菌法包括热力灭菌法、辐射杀菌法、超声波杀菌法和滤过除菌法等。

一、热力灭菌法

热力灭菌法是采用高温破坏微生物的蛋白质和核酸,使蛋白质变性凝固,核酸解链崩裂,从而导致其死亡。它包括湿热灭菌和干热灭菌两类。

(一)湿热灭菌法

1. 高压蒸气灭菌法　高压蒸气灭菌法是目前最常用、最有效的灭菌方法。高压蒸气灭菌器是一种密闭的容器,蒸气压力越大,则内部的温度越高,杀菌力也越强。通常压力在103.4 kPa时,灭菌器内温度可达121.3 ℃,维持15～30分钟,即可杀灭所有细菌的繁殖体和芽孢,达到灭菌的目的。凡能耐高温的普通培养基、敷料、手术器械、注射用水、玻璃器皿等,均可采用此法灭菌。

2. 煮沸消毒法　在1个大气压下,煮沸100 ℃ 5分钟,可杀死细菌的繁殖体,杀死芽孢则需煮沸1～2小时。如在水中加入2%碳酸氢钠可提高沸点达105 ℃,既可提高杀菌力,又能防止金属器械生锈。此法主要用于食具、饮水、刀剪、注射器和一般外科器械的消毒。

(二)干热灭菌法

干热灭菌是通过脱水、干燥和大分子变性导致细菌死亡,包括焚烧、烧灼及干烤。其中干烤是采用干烤箱灭菌,通常加热至160 ℃～170 ℃维持2小时,可达到灭菌的目的。一般适用于玻璃器皿、瓷器、金属物品、某些粉剂药物等的灭菌。

二、紫外线杀菌法

波长在 200～300 nm 的紫外线,具有杀菌作用,其中以 265～266 nm 的紫外线杀菌力最强。紫外线杀菌的机制是:细菌吸收紫外线后,DNA 复制受到干扰,导致细菌变异或死亡。紫外线穿透力弱,普通玻璃、纸张、尘埃等均能阻挡紫外线,故只适用于手术室、婴儿室、无菌制剂室等的空气消毒和物品的表面消毒。

三、滤过除菌法

滤过除菌是用滤菌器阻留过滤液体和气体中的细菌,以达到无菌的目的,但不能除去病毒、支原体。滤菌器含有微细小孔,只允许液体或气体通过,而大于孔径的细菌等颗粒不能通过。滤过除菌主要用于不耐热的血清、抗毒素、生物药品等液体的除菌。

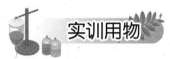
实训用物

1. 菌种　大肠埃希菌、枯草芽孢杆菌肉汤培养物。
2. 培养基　普通琼脂平板、肉汤培养基。
3. 其他　95％酒精、酒精灯、接种环、小镊子、紫外线灯、灭菌黑纸片、煮沸消毒锅、高压蒸气灭菌器、干烤箱、所灭菌物品、蔡氏滤菌器及培养箱等。

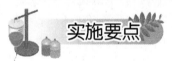
实施要点

一、常用消毒灭菌器及滤菌器介绍

(一) 高压蒸气灭菌器

1. 种类　高压蒸气灭菌器是应用最广的灭菌器,根据其外形特点可分为手提式、立式和卧式三种。它们的构造及灭菌原理基本相同。

2. 结构　高压蒸气灭菌器(手提式)是一个利用密闭的耐高压的双层金属锅,两层之间盛水。外层坚厚,其上有金属厚盖,盖旁附有螺旋,借以紧闭盖门,避免蒸气外溢。灭菌器盖上有排气阀门、安全活塞、压力表和温度计等装置。器内装有带孔的金属隔板,用以放置待灭菌物体(图 7-1)。

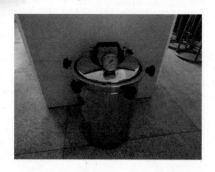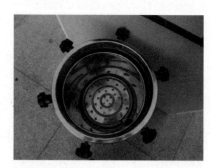

图 7-1　高压蒸气灭菌器

1. 外部结构　2. 内部结构

3. 使用方法与注意事项

（1）准备：先在外筒内加水至一定高度，然后把装好待灭菌物品的内筒放入灭菌器内，加盖，拧紧螺栓。

（2）加热：接通电源加热，待压力表指针指示为 34.4 kPa 时，打开排气阀，排放完高压灭菌器内的冷空气后，关闭排气阀；继续加热，至压力表显示压力达到 103.4 kPa 时，此时温度为 121.3 ℃，维持 15～30 分钟可达灭菌目的。

（3）取物：停止加热，待压力表指针降至零时方可开盖取物。

（4）注意事项：①每次灭菌前应检查灭菌器的安全阀、放气阀是否良好。整个过程，由专人操作，避免意外事故发生。②灭菌时物品不宜放置过挤而妨碍蒸气流通，影响灭菌效果。③灭菌时，应将灭菌器内冷空气彻底排出，避免出现指示的压力数值较高，而实际温度偏低，造成灭菌不彻底的后果。④灭菌结束时，不应立即放气。如此时打开排气阀，就会因锅内压力突然下降，使容器内的培养基由于内外压力不平衡而冲出烧瓶口，造成棉塞沾染培养基而发生污染。

（二）干烤箱

干烤箱为干热灭菌器，它适用于耐高温和干燥的器材灭菌，如试管、平皿、滴管等玻璃器材、瓷器等。

1. 结构　干烤箱是用两层金属板制成的箱子，中间充以石棉，箱底有热源（电炉），箱内有数层金属架，并附有温度计和自动调节器。灭菌时，加热箱内空气，靠热空气灭菌。

2. 使用方法与注意事项　灭菌时将物品经清洗和晾干之后整齐摆放在箱内，不宜过挤，关闭两层箱门，接通电源，待温度升到 160 ℃～170 ℃，维持 2 小时即可达到灭菌目的。温度不可过高，如超过 180 ℃，棉塞和包装纸会被烤焦或燃烧。灭菌完毕，关闭电源，待温度自然下降到 40 ℃以下再开门取物，以防玻璃器皿骤冷发生破裂。

（三）滤菌器

滤菌器是用物理阻留的方法将液体或空气中的细菌除去，以达无菌目的的一类仪器。常用的细菌滤菌器有以下几种：

1. 蔡氏滤器　为金属滤器（图 7-2）。以石棉为滤板，每次用后换一石棉滤板。石棉滤板按孔径大小分为 K 号和 EK 号两种。前者可供澄清用，后者能阻止细菌通过。

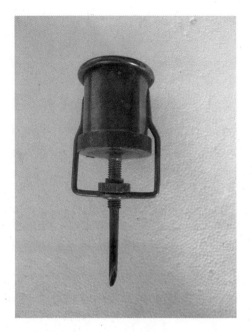

图 7 - 2　蔡氏滤器

2. 玻璃滤器　滤板用玻璃粉制成,孔径大小 0.15～250 μm 不等,一般分为 G1～G6,G5 和 G6 号均可阻止细菌通过。

3. 薄膜滤菌器　由硝酸纤维素膜制成,孔径在 0.22～0.45 μm 时可除去细菌,孔径在 20～100 nm 时可除去病毒。使用时从无菌包装中直接取出,配以无菌注射器使用,用完经高压蒸气灭菌后妥善处理。

（四）煮沸消毒锅

煮沸消毒锅是用金属制成的有盖长方形锅,锅内有一带孔的盘,可放入洗洁的被消毒物,加水于锅内,使消毒物全部浸没于水中（如同时加入 2% 碳酸氢钠,可以防止金属器械生锈）,加盖,加热 100 ℃ 煮沸 5 分钟,可杀死细菌的繁殖体;如要杀死芽孢则需煮沸 1～2 小时。

二、煮沸消毒试验

方法　包括编号、加样、煮沸等步骤。

（1）编号:取 6 支无菌肉汤管,标记 1、2、3、4、5、6,1、2、3 号管种大肠埃希菌,4、5、6 号管种枯草芽孢杆菌。

（2）煮沸消毒:将 1、4 号管放水浴锅中煮沸 5～10 分钟;将 2、5 号管放水浴锅中煮沸 1 小时;不加热作对照。最后将 6 支肉汤管送 37 ℃ 温箱培养 18～24 小时后观察结果。

（3）结果:3、6 号两对照管有细菌生长;1、2、5 号管无菌生长;4 号管有菌生长。

三、紫外线杀菌试验

1. **方法**　包括细菌接种、贴纸、照射等步骤。

（1）细菌接种：取普通琼脂平板1个，用接种环密集划线接种大肠埃希菌。

（2）贴纸：无菌镊子夹一张灭菌长方形黑纸片贴于平板表面中央（图7-3）。

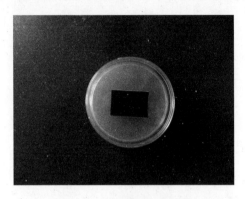

图7-3 紫外线杀菌试验

（3）照射：打开皿盖的2/3，置于紫外线灯下距离20～30 cm照射30分钟。

（4）弃纸培养：除去黑纸（丢于消毒液中或烧掉，勿乱丢），盖好平皿盖，放37 ℃温箱培养18～24小时，观察结果。

2. 结果　纸片及平皿盖遮盖处有菌生长，未遮盖处无菌生长。

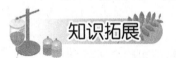

高压蒸气灭菌法是药物制剂生产中运用最广泛的一种灭菌法。

蒸气压力灭菌器根据冷空气排放方式和程度不同，分为下排气式蒸气压力灭菌器、预真空式蒸气压力灭菌器和脉动真空式蒸气压力灭菌器三大类。下排气式蒸气压力灭菌器是利用重力置换原理，使热蒸气在灭菌器中从上而下将冷空气由下排气孔排出，由饱和蒸气取代。在高压锅内，随着压力升高，温度也相应升高，蒸气压力达到103.43 kPa时，温度可升至121.3 ℃，维持15～30分钟，即可达灭菌目的。预真空式蒸气压力灭菌器是利用真空泵将灭菌柜内部抽成真空，形成负压，以利于蒸气迅速穿透到物品内部进行灭菌。脉动真空式蒸气压力灭菌器原理同预真空式蒸气压力灭菌器，它是多次抽真空，故空气排除更彻底，效果更可靠。

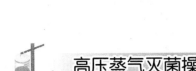 高压蒸气灭菌操作的评分标准

班级：_____　　姓名：_____　　学号：_____　　得分：_____

项　目		评价内容	分值	评分等级及分值			扣分依据
				A	B	C	
课前素质准备		按时上课，着装整洁并穿白大衣，有实训预习报告	5	5	4～3	2～0	
操作过程	准备质量标准	备齐用物、摆放有序	5	5	4～3	2～0	
		检查排气阀、安全阀及压力表的性能	5	5	4～3	2～0	
		准备好欲灭菌的物品	5	5	4～3	2～0	
	操作质量标准	加水：加水至锅内规定的高度	5	5	4～3	2～0	
		放物品：摆放灭菌物品，加盖，拧紧螺栓	10	10	9～5	4～0	
		灭菌　加热至压力为 34.4 kPa 时，排放冷空气后，关闭排气阀	10	10	9～5	4～0	
		灭菌　继续加热至压力达到 103.4 kPa 时，温度为 121.3 ℃，维持 15～30 分钟	15	15	14～8	7～0	
		停止加热，待压力表指针降至零时方可开盖取物	10	10	9～5	4～0	
	知识考核（提问）	灭菌开始时为什么要排放冷气	5	5	4～3	2～0	
		灭菌结束时能否突然打开排气阀	5	5	4～3	2～0	
素质评价		操作认真、动作熟练	5	5	4～3	2～0	
		无菌观念强	5	5	4～3	2～0	
		排出高压锅内的水，整理灭菌物品	5	5	4～3	2～0	
		整理台面，清扫实验室	5	5	4～3	2～0	
总分			100				

实验教师签名：　　　　　　实训时间：

（张文霞）

实训八　化学消毒灭菌法

实训目标

1. 掌握化学消毒剂的杀菌作用。
2. 比较不同消毒剂对细菌作用的效果。

实训内容

常用化学消毒剂的杀菌作用:各种化学消毒剂的作用机制不一,其杀灭细菌的效果也有差别。常用消毒剂主要通过促使菌体蛋白质变性或凝固、干扰或破坏细菌的酶系统与代谢,以及改变细菌细胞壁或细胞膜的通透性等作用机制,发挥防腐、消毒和灭菌作用。

影响消毒剂作用的因素有很多,但主要包括以下三方面:

1. 消毒剂的性质、浓度和作用时间　各种消毒剂的理化性质不同,对微生物作用也不同,如表面活性剂对革兰阳性菌的杀菌效果比对革兰阴性菌好;龙胆紫对葡萄球菌作用强。一般消毒剂浓度越大,作用时间越长,消毒效果也越好。但乙醇例外,75%乙醇的消毒效果最好,因高浓度乙醇使菌体蛋白迅速凝固,影响乙醇继续进入菌体内发挥杀菌作用。

2. 微生物的种类与数量　细菌对消毒剂的敏感性有种的差异性。例如结核分枝杆菌对酸碱、染料的抵抗力较其他细菌繁殖体强,但对70%乙醇敏感。同种细菌的芽孢比繁殖体抵抗力强,老龄菌比幼龄菌抵抗力强。

3. 环境中有机物的存在　环境中的有机物除对细菌有保护作用外,也与消毒剂发生化学反应,从而减弱消毒剂的杀菌效力。

实训用物

1. 菌种　葡萄球菌、大肠埃希菌。
2. 培养基　普通琼脂平板、普通肉汤培养基。
3. 试剂　0.1%新洁尔灭、5%石碳酸、2%戊二醛、2.5%碘精、75%酒精。
4. 其他　无菌镊子、无菌棉签、酒精棉球、碘酒棉球、灭菌滤纸片、生理盐水、酒精灯等。

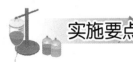

实施要点

一、化学消毒剂的杀菌试验

本试验主要证明不同消毒剂的不同浓度对不同细菌的作用。

（1）接种细菌：用无菌棉签分别蘸取葡萄球菌和大肠埃希菌菌液，均匀涂布于 2 个普通平板表面。

（2）贴消毒剂纸片：待菌液干后，用无菌镊子夹取无菌滤纸片，分别浸于生理盐水、0.1％新洁尔灭、5％石碳酸、2％戊二醛、2.5％碘精内。取出时，将纸片在试管壁上滑行，去除多余的药液，分别贴在已涂有细菌的平板表面，每个纸片间的距离约为 2.5 cm。

（3）标记与培养：各平板和纸片在平板上作好标记，放 37 ℃温箱培育 24 小时，观察纸片周围有无抑菌圈并比较其大小。

（4）结果记录：

消毒剂	葡萄球菌	大肠埃希菌
0.1％新洁尔灭		
5％石碳酸		
2％戊二醛		
2.5％碘精		
生理盐水		

二、皮肤消毒试验

（1）标记：取普通平板 1 个，用蜡笔在平板底部将其划分三格，并分别注明"消毒前"、"消毒后"和"对照"。

（2）消毒：伸出任一手指在"消毒前"的培养基表面轻轻按一下，然后以相邻的另一手指经2.5％碘酒、75％乙醇做皮肤消毒（注意皮肤消毒方法），待干后，再在"消毒后"的培养基上轻轻一按。剩下一格为空白对照。

（3）培养：将培养基置 37 ℃培养箱培养 18～24 小时，观察结果。

（4）结果记录：

项目	菌落数	结果解释
手消毒前		
手消毒后		

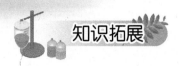

知识拓展

戊二醛是最近十多年来广泛使用的一种广谱、高效、速效杀菌剂,室温下为无色黏稠液体,它的蒸气压较低,为 2.93 kPa,挥发比水和酒精慢,气味较小,也不会像甲醛那样产生强烈的刺激性。戊二醛的碱性水溶液有较好的杀菌作用,当 pH 为 7.5～8.5 时作用最强,可杀灭细菌繁殖体、芽孢、真菌、病毒,作用较甲醛强 2～10 倍,是一种较好的灭菌剂。常用浓度为 2% 的戊二醛水溶液用作医疗器械消毒,浸泡 15～20 分钟即可,消毒肝炎病毒物品需 1～2 小时,杀芽孢需 3 小时。在抗生素工业生产中,常应用戊二醛进行无菌器皿、仪器、工具等的灭菌。

 化学消毒剂的杀菌试验的评分标准

班级:＿＿＿＿＿　　姓名:＿＿＿＿＿　　学号:＿＿＿＿＿　　　　得分:＿＿＿＿＿

项　目		评价内容	分值	评分等级及分值			扣分依据
				A	B	C	
课前素质准备		按时上课,着装整洁并穿白大衣,有实训预习报告	5	5	4～3	2～0	
操作过程	准备质量标准	备齐用物、摆放有序	5	5	4～3	2～0	
		检查	5	5	4～3	2～0	
		无菌操作	5	5	4～3	2～0	
	操作质量标准	接种细菌:无菌棉签蘸取菌液,均匀涂布于普通平板表面	10	10	9～5	4～0	
		贴消毒剂纸片 用无菌镊子夹取无菌滤纸片,分别浸于生理盐水及各种消毒剂内,去除多余的药液	15	15	14～8	7～0	
		将消毒纸片贴在已涂有细菌的平板表面(注意纸片间距离)	15	15	14～8	7～0	
		完毕后,镊子灭菌,合上平板盖,在平板底部做好标记	5	5	4～3	2～0	
	知识考核(提问)	每个纸片间的距离约是多少	5	5	4～3	2～0	
		影响消毒剂杀菌效果的因素	5	5	4～3	2～0	
素质评价		操作认真、动作熟练	5	5	4～3	2～0	
		无菌观念强	5	5	4～3	2～0	
		台面整理、物品归类处理、有结果记录	10	10	9～5	4～0	
		清扫地面	5	5	4～3	2～0	
总分			100				

实验教师签名:　　　　　　　　　　实训时间:

(张文霞)

34

实训九　药物敏感试验

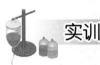

实训目标

1. 掌握纸片扩散法的原理及操作方法。
2. 熟悉纸片扩散法的结果判断与其临床意义。

实训内容

药物敏感试验是测定细菌对抗菌药物的敏感性的试验,是在给传染病患者治疗前测定细菌对药物的敏感性,以指导临床选择敏感药物进行治疗、监测耐药菌株及预防院内感染。

纸片扩散法(K-B法)是常用的药敏试验。其原理是将含有一定量抗菌药物纸片贴在已接种细菌的琼脂平板上,纸片中所含的药物吸取琼脂内的水分溶解后不断地向纸片四周区域扩散形成递减的梯度浓度,使纸片周围一定距离范围内被检菌的生长受到抑制,形成透明的抑菌环。抑菌环的大小反映被检菌对测定药物的敏感性。

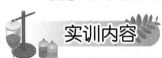

实训用物

1. 菌种　葡萄球菌和大肠埃希菌6小时培养物。
2. 培养基及试剂　水解酪蛋白琼脂(MH琼脂)、抗生素药敏纸片。
3. 器材　无菌镊子、无菌棉签、酒精灯、毫米尺等。

实施要点

1. 接种　取MH琼脂平板一块,用无菌棉签蘸取大肠埃希菌或葡萄球菌液体培养物,在试管内壁旋转挤去多余菌液后在MH琼脂平板表面均匀涂布接种3次,每次旋转平板60°,最后沿平板内缘涂抹一周。

2. 贴药敏纸片　待平板上菌液稍干后,用镊子蘸取95％酒精在酒精灯上烧灼灭菌,待冷后分别夹取各种抗生素药敏纸片,贴于已接种好细菌的平板培养基表面(若药敏纸片未印字,须于平板底面注上抗生素名称），药敏纸片贴上后，不得移动。每次取药敏纸片前，均须先灭菌镊子并冷却。每张药敏纸片中心间距应大于 24 mm，纸片中心距平板边缘不少于 15 mm，直径为 70 mm 的平板可贴 4 张纸片。

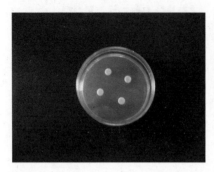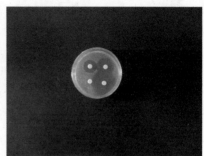

图 9 - 1 药物敏感试验

1. 药敏纸片贴法 2. 药物敏感试验的结果

3. 培养 将平板放入 37 ℃温箱培养 24 小时后观察结果。

4. 结果 若细菌对某种抗生素敏感，则在药敏纸片周围出现一圈无菌生长的区域，称抑菌环(图 9 - 1)。将平板置于黑背景的明亮处，用卡尺从背面精确测量包括纸片直径在内的抑菌环直径，测得结果以毫米为单位进行记录。测量抑菌环直径的大小，结合药物的性质，一般以敏感、中介、耐药三个等级报告结果。实验结果判断标准参考表 9 - 1，查表即可得出细菌对该药物的敏感度。

表 9 - 1 纸片扩散法药敏试验结果判断表

抗菌药物		抑菌环直径(mm)		
		耐药	中度敏感	敏感
青霉素 G	葡萄球菌	≤20	21～28	≥29
	其他细菌	≤11	12～21	≥22
头孢唑林		≤14	15～17	≥18
磺胺		≤12	13～16	≥17
庆大霉素	肠杆菌科	≤12	13～14	≥15
红霉素		≤13	14～22	≥23
卡那霉素		≤13	14～17	≥18

5. 影响因素 培养基的质量、药敏纸片的质量、接种菌量、操作质量、培养条件、抑菌环测量工具的精度与测量方法以及质控菌株自身的药敏特性等均能影响纸片扩散法抗生素敏感试验的准确性。

6. 药物敏感试验(纸片扩散法)结果记录于表 9 - 2。

表 9-2 纸片扩散法药敏试验结果记录表

抗生素	大肠埃希杆菌		金黄色葡萄球菌	
	抑菌环直径(mm)	敏感度	抑菌环直径(mm)	敏感度
青霉素 G				
红霉素				
庆大霉素				
磺胺				
头孢唑林				
环丙沙星				

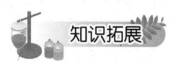

知识拓展

药敏试验的稀释法包括液体稀释法和琼脂稀释法。其原理是用肉汤或培养基作为稀释剂，倍比稀释抗菌药物，定量加入被检菌株，经培养后测定抑制细菌生长的最低浓度或杀灭细菌的最低浓度，以最小抑菌浓度(MIC)或最小杀菌浓度(MBC)表示。稀释法是体外定量测定抗菌药物抑制细菌生长活性的方法，结果比较准确，是临床实验室常用的方法，其中琼脂稀释法在开发新药进行体外药敏试验时常作为经典参照标准。

药物敏感试验的评分标准

班级：＿＿＿＿＿　　　姓名：＿＿＿＿＿　　　学号：＿＿＿＿＿　　　得分：＿＿＿＿＿

项　目		评价内容	分值	评分等级及分值			扣分依据
				A	B	C	
课前素质准备		按时上课，着装整洁并穿白大衣，有实训预习报告	5	5	4～3	2～0	
操作过程	准备质量标准	备齐用物、摆放有序	5	5	4～3	2～0	
		盛纸片的小瓶在室温下放置10分钟	5	5	4～3	2～0	
		无菌操作	5	5	4～3	2～0	
	操作质量标准	接种细菌：无菌棉签蘸取菌液，均匀涂布于普通平板表面3次	15	15	14～8	7～0	
		贴药敏纸片：菌液稍干后，用无菌镊子夹取各种药敏纸片，分别贴于平板培养基表面（注意纸片间距离）	15	15	14～8	7～0	
		贴药敏纸片：每取一次药敏纸片前，均要灭菌镊子	5	5	4～3	2～0	
		贴药敏纸片：药敏纸片贴上后，不得移动	5	5	4～3	2～0	
		贴药敏纸片：完毕后，镊子灭菌，合上平板盖，在平板底部做好标记	5	5	4～3	2～0	
		培养：将平板放37℃培养箱中培养18～24小时	5	5	4～3	2～0	
		结果：观察药敏纸片周围的抑菌圈	5	5	4～3	2～0	
素质评价		操作认真、动作熟练	5	5	4～3	2～0	
		无菌观念强	5	5	4～3	2～0	
		台面整理、物品归类处理、有结果记录	10	10	9～5	4～0	
		清扫地面	5	5	4～3	2～0	
总分			100				

实验教师签名：　　　　　　　实训时间：

（张文霞）

实训十 病原性球菌

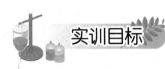

实训目标

1. 学会观察常见球菌(葡萄球菌、链球菌、肺炎链球菌、脑膜炎奈瑟菌和淋病奈瑟菌)的形态、排列方式、特殊结构及染色性。

2. 学会认识金黄色葡萄球菌、表皮葡萄球菌、甲型溶血性链球菌、乙型溶血性链球菌及肺炎链球菌在血琼脂平板上菌落及溶血环特点。

3. 掌握血浆凝固酶试验的原理、方法、结果判断及临床意义。

4. 熟悉抗"O"试验的方法、结果及意义。

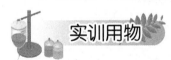

实训用物

1. 葡萄球菌、链球菌、肺炎链球菌、脑膜炎奈瑟菌和淋病奈瑟菌的革兰染色示教片,肺炎链球菌荚膜染色示教片。

2. 金黄色葡萄球菌、表皮葡萄球菌、甲型溶血性链球菌、乙型溶血性链球菌及肺炎链球菌普通培养基、血琼脂平板培养物,脑膜炎奈瑟菌巧克力血平板培养物。

3. 金黄色葡萄球菌、表皮葡萄球菌普通琼脂平板培养物、人或兔血浆、生理盐水、载玻片等。

4. 待检血清、溶血素 O 溶液、ASO 胶乳试剂、阳性控制血清、阴性控制血清。

5. 其他 普通光学显微镜、香柏油、二甲苯、擦镜纸、酒精灯、接种环等。

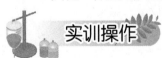

实训操作

一、常见球菌形态特征及染色性的观察(示教)

分别取金黄色葡萄球菌、链球菌、肺炎链球菌、脑膜炎奈瑟菌和淋病奈瑟菌革兰染色示教片,置油镜下观察细菌的染色性、形态、排列方式及特殊结构。注意肺炎链球菌的荚膜。

1. 金黄色葡萄球菌 革兰染色阳性,菌体呈球形,葡萄串状排列,也可单独散在排列。

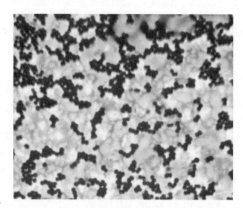

图 10 - 1　金黄色葡萄球菌革兰染色镜检

2. 链球菌　革兰染色阳性,菌体呈球形或卵圆形,以链状排列多见。

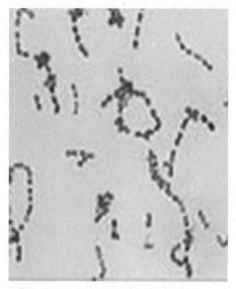

图 10 - 2　链球菌革兰染色镜检

3. 肺炎链球菌　革兰染色阳性,菌体呈矛头状,常成双排列,宽端相对,尖端向外,也可见短链状排列,菌体四周呈不着色的透明圈(即荚膜);荚膜染色后可见呈淡紫色明显的荚膜圈。

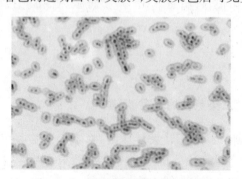

图 10 - 3　肺炎链球菌荚膜染色镜检

4. 脑膜炎奈瑟菌　革兰染色阴性,在脑脊液涂片标本中,脑膜炎奈瑟菌常位于中性粒细胞内,菌体呈肾形,凹面相对,成双排列。

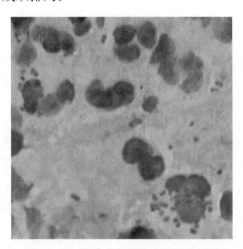

图 10‐4　脑膜炎奈瑟菌革兰染色镜检

5. 淋病奈瑟菌　革兰染色阴性,常成双排列,两球菌的接触面平坦,似一对咖啡豆,在脓液涂片标本中,常位于中性粒细胞内。

二、球菌培养及生长现象观察

分别取金黄色葡萄球菌、表皮葡萄球菌普通琼脂平板和血琼脂平板放 37 ℃培养箱培育18～24 小时,甲型溶血性链球菌、乙型溶血性链球菌、肺炎链球菌血琼脂平板及脑膜炎奈瑟菌巧克力血平板 37 ℃孵育 18～24 小时培养物,观察各菌菌落的形态、大小、表面、边缘、透明度、湿润/干燥、色素及溶血环等特征。

1. 两种葡萄球菌的菌落均为中等大小(直径 2～3 mm)、圆形、凸起、表面光滑、边缘整齐、湿润、不透明。金黄色葡萄球菌产生金黄色脂溶性色素,菌落呈金黄色,菌落周围有宽大透明的溶血环;表皮葡萄球菌产生白色脂溶性色素,菌落呈白色,菌落周围无溶血环。

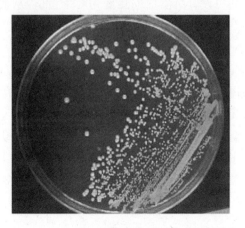

图 10‐5　金黄色葡萄球菌普通琼脂平板菌落

2. 两种链球菌在血琼脂平板上形成圆形凸起、表面光滑、湿润、边缘整齐、半透明或不透明的灰白色、细小菌落。甲型溶血性链球菌菌落周围有直径 1～2 mm 的草绿色溶血环(α 溶血)；乙型溶血性链球菌菌落周围有直径为 2～4 mm 宽大透明的溶血环(β 溶血)。

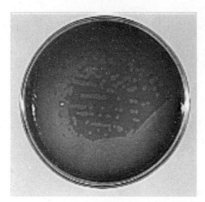 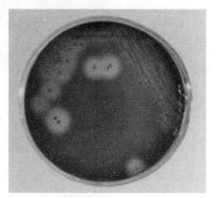

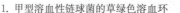

1. 甲型溶血性链球菌的草绿色溶血环   2. 乙型溶血性链球菌的宽大透明溶血环

图 10-6　链球菌血琼脂平板溶血环

3. 肺炎链球菌在血琼脂平板上形成圆形、扁平、光滑、湿润、边缘整齐、透明或半透明细小菌落。在菌落周围有草绿色溶血环(α 溶血)，与甲型溶血性链球菌相似。培养时间稍久，因本菌产生自溶酶，出现自溶现象，使菌落中央凹陷，呈脐状。

4. 脑膜炎奈瑟菌在巧克力血平板上的菌落直径为 2～3 mm、圆形、凸起、光滑、边缘整齐、湿润菌落，似露珠状。

三、血浆凝固酶试验——玻片法

1. **原理及临床意义**　血浆凝固酶是使含有抗凝剂的人或兔血浆发生凝固的酶类，多数致病性葡萄球菌能产生这种酶，而非致病性葡萄球菌一般不产生，故该酶可作为鉴别葡萄球菌有无致病性的重要指标。血浆凝固酶包括两种：一种是游离型血浆凝固酶，分泌到菌体外；另一种是结合型血浆凝固酶，二者均可使纤维蛋白原转变为纤维蛋白，从而使血浆凝固。玻片法用于测定结合型血浆凝固酶。

2. **方法**

(1) 取洁净载玻片一张，于两端各加生理盐水一滴。

(2) 以无菌接种环分别取金黄色葡萄球菌和表皮葡萄球菌菌落少许，置于生理盐水中，制成均匀的细菌悬液，观察有无自凝现象。

(3) 若无自凝，则于每滴悬液中分别加入血浆各 1 滴，轻轻摇动玻片以混匀，观察结果，若出现颗粒状凝集现象，即为阳性，反之呈均匀混浊则为阴性。

3. **结果**　金黄色葡萄球菌能产生血浆凝固酶，此试验为阳性，表皮葡萄球菌不能产生血浆凝固酶，此试验为阴性。

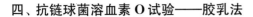

四、抗链球菌溶血素 O 试验——胶乳法

1. 血清标本用生理盐水 1:50 稀释,56 ℃灭活 30 分钟。

2. 在反应板各方格上分别滴加稀释灭活的待检血清及阳性、阴性控制血清各 1 滴,再滴加溶血素 O 溶液各 1 滴。轻轻摇动 2 分钟,充分混匀,并均匀分布于方格内。

3. 在各方格内滴加 ASO 胶乳试剂 1 滴,轻轻摇动 8 分钟,将反应板放在实验桌上,有清晰凝集者为阳性。

4. 将阳性者 1:50 稀释的血清,进一步稀释成 1:80,再重复步骤 2 和步骤 3,有清晰凝集者为强阳性。

结果:出现凝集现象为抗 O 试验阳性;无凝集现象为抗 O 试验阴性。

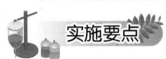
实施要点

1. 观察球菌形态及染色特征时应注意区别其排列方式。

2. 观察球菌生长现象应注意区别溶血环特征及菌落大小。

3. 血浆凝固酶试验注意无菌操作,每取一种细菌前接种环都应消毒,避免将金黄色葡萄球菌带入表皮葡萄球菌中出现假阳性。细菌应与生理盐水混匀,以免未混匀的细菌被误判为凝集颗粒。

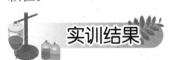
实训结果

1. 绘出球菌油镜下形态图并作简单描述。

2. 记录金黄色葡萄球菌、链球菌、肺炎链球菌、脑膜炎奈瑟菌在血琼脂平板上的生长情况(菌落特征及溶血性)。

3. 记录血浆凝固酶试验(玻片法)的结果,分析其意义。

4. 记录抗 O 试验结果,说出临床意义。

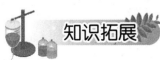
思考题

1. 鉴定金黄色葡萄球菌的方法有哪些?

2. 列表比较几种球菌的溶血环特征?

知识拓展

病原性球菌主要引起化脓性炎症,又称为化脓性球菌,其中革兰氏阳性菌主要包括葡萄球

菌、链球菌、肺炎球菌;革兰氏阴性菌包括脑膜炎球菌和淋球菌等。化脓球菌是一类能够感染人体并引起化脓性炎症的细菌。化脓性细菌对人体有致病性,常引起皮肤、皮下软组织、深部组织的化脓性感染乃至内脏器官的脓肿,也能引起脓毒血症。

病原性球菌评分标准

班级:_____ 姓名:_____ 学号:_____ 得分:_____

项　目	评价内容	分值	评分等级及分值 A	B	C	实际得分及扣分依据
实训准备	着装整洁并穿白大褂,有实训报告	5	5	4～3	2～0	
	实验目的明确、内容清楚					
实训操作	正确选择所需的实训用品	5	5	4～3	2～0	
	1. 正确使用油镜观察球菌示教片,绘图并描述其形态特征	20	20～15	14～9	8～0	
	2. 观察并正确描述球菌在普通培养基及血平板上的菌落特征	20	20～15	14～9	8～0	
	3. 正确操作血浆凝固酶试验(玻片法),记录并分析结果	20	20～15	14～9	8～0	
实训报告	实验报告工整,项目齐全,正确记录实验现象,并能针对结果进行分析讨论	10	10	9～5	4～0	
善后处理	按要求清洁仪器,有使用记录,摆放好所用用品,台面整理、清洁,洗手离开	10	10	9～5	4～0	
总体评价	按照实验步骤正确进行实验操作及仪器使用,时间把握准确。操作手法规范、到位、动作熟练正确	10	10	9～5	4～0	
合计		100				

实验教师签名:　　　　　实训时间:

(楼研)

实训十一　肠道杆菌

实训目标

1. 学会观察常见肠道杆菌镜下形态特征。
2. 学会认识常见肠道杆菌的生长现象。
3. 学会判定肠道杆菌鉴定常用生化反应结果。
4. 掌握肠道杆菌血清学鉴定的方法及结果判断。

实训用物

1. 细菌标本片　大肠埃希菌、伤寒沙门菌、福氏志贺菌革兰染色示教片。
2. 选择培养基　SS 琼脂平板、麦康凯琼脂平板、中国蓝琼脂平板、EMB 琼脂平板。
3. 菌种　大肠埃希菌、福氏志贺菌、伤寒沙门菌。
4. 变形杆菌在普通琼脂平板点种后的培养物。
5. 肠道杆菌生化反应培养基(克氏双糖贴 KIA、糖发酵管、蛋白胨水、葡萄糖蛋白胨水培养基、枸橼酸盐培养基、尿素分解培养基)。

实训操作

一、肠道杆菌形态特征的观察

取大肠埃希菌、伤寒沙门菌、福氏志贺菌示教片置显微镜下,用油镜观察细菌的染色性、形态、排列方式及有无特殊结构。大肠埃希菌和伤寒沙门菌鞭毛染色片可见其具有周鞭毛。

大肠埃希菌　革兰染色阴性,菌体呈杆状,散在排列。

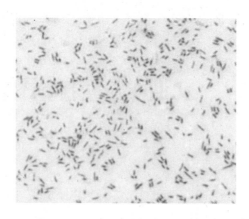

图 11-1 大肠埃希菌革兰染色镜检

二、常见肠道杆菌培养及生长现象观察

1. 将大肠埃希菌、福氏志贺菌、伤寒沙门菌分别接种至 SS 平板、伊红美蓝(EMB)平板、麦康凯(MAC)平板、中国蓝平板上,置 37 ℃恒温箱培养 18～24 小时,观察结果见表 11-1。

表 11-1 肠道杆菌在各种培养基上的菌落特征

细菌名称	SS平板	麦康凯(MAC)	中国蓝	伊红美蓝(EMB)
大肠埃希菌	红色、较大	红色、较大	蓝色、不透明、较大	紫黑色并有金属光泽、较大
福氏志贺菌	无色、半透明、较小	无色、半透明、较小	无色或淡红色、半透明、较小	无色、半透明、较小
伤寒沙门菌	无色、较小,中心黑色	无色、半透明、较小	无色、半透明、较小	无色、较小

注:伤寒沙门菌的菌落中心黑色是因为该菌产生 H_2S,进一步生成黑色沉淀 FeS。

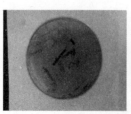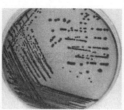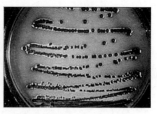

图 11-2 大肠埃希菌在 SS、麦康凯、伊红美兰培养基培养后菌落
1. SS 培养基 2. 麦康凯培养基 3. 伊红美兰培养基

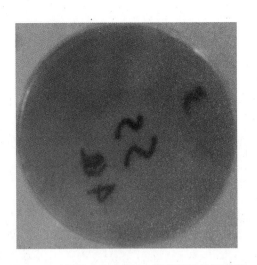

图 11－3　福氏志贺菌在 SS 培养基培养后菌落

2. 将普通变形杆菌接种至普通琼脂平板上,置 37 ℃恒温箱培养 18～24 小时,观察迁徙生长现象。变形杆菌有鞭毛,能运动,在培养基上以接种部位为中心形成波纹状薄膜生长,似同心圆。

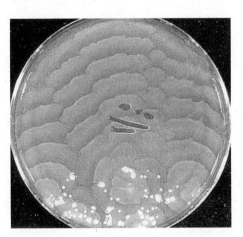

图 11－4　普通变形杆菌的迁徙生长现象

三、常见肠道杆菌生化反应结果

各种细菌所具有的酶不完全相同,对营养物质的分解能力也不相同,因而代谢产物也不一样。据此可通过生化反应来鉴别不同的细菌。

1. 双糖铁试验　是检测细菌是否分解乳糖、葡萄糖及产生 H_2S 气体的组合试验。若细菌既分解葡萄糖也分解乳糖产酸产气,使斜面与底层均呈黄色(酚红指示剂),往往为非致病菌。若细菌只分解葡萄糖而不分解乳糖,因葡萄糖含量较少,只有乳糖的十分之一,产生少量的酸使斜面和底层均先变成黄色,但斜面部分因接触空气而氧化,并且细菌在繁殖时利用含氮物质生成碱性化合物,也可中和产生的少量酸,故斜面部分变成碱性而呈红色,底层由于缺氧,不足以中和形成的酸而仍保持黄色,所以斜面呈红色(碱性)而底部呈黄色(酸性)者往往为致病菌。若细菌分解含硫氨基酸,可产生硫化氢,和硫酸亚铁反应变为黑色的硫化亚铁沉淀。

将大肠埃希菌、福氏志贺菌、伤寒沙门菌分别接种至克氏双糖铁培养基中(KIA),37 ℃培养 18～24 小时后观察结果,如图 11-5 所示。

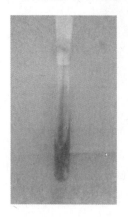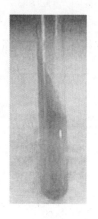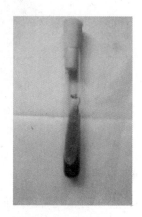

图 11-5　大肠埃希菌、福氏志贺菌、伤寒沙门菌克氏双糖铁培养基结果

1. 大肠埃希菌　2. 福氏志贺菌　3. 伤寒沙门菌

三种肠道杆菌在 KIA 培养基中的生长现象比较见表 11-2。

表 11-2　几种肠道杆菌在 KIA 培养基中的生长现象

菌名	斜面		底层		
	颜色	乳糖	颜色	葡萄糖	H_2S
大肠埃希菌	黄色	⊕	黄色	⊕	—
痢疾志贺菌	红色	—	黄色	＋	—
伤寒沙门菌	红色	—	黄色、变黑	＋	＋

注:"⊕"表示产酸产气;"＋"表示产酸不产气;"—"表示不分解。

2. **糖发酵试验**　不同的细菌含有发酵不同糖类的酶,因而其分解各种糖类的能力及产物各不相同。有的能分解糖产酸产气,有的只产酸不产气,而有些细菌则不能分解糖,据此可以鉴别细菌的种类。根据指示剂的酸碱反应及是否有气体出现判断结果。将细菌接种至含糖的发酵管中(实验室常用葡萄糖发酵管及乳糖发酵管),并加入一支倒置小玻璃管,经 37 ℃ 18～24小时培养后观察结果,若细菌分解糖产酸则指示剂(溴甲酚紫)呈酸性反应(变黄);若产气则倒置小管顶部有气泡;若细菌不分解糖则指示剂呈碱性反应(不变色,为紫色)。将大肠埃希菌、痢疾志贺菌、伤寒沙门菌分别接种于葡萄糖、乳糖发酵管内,置 37 ℃恒温箱培养 18～24 小时后观察。细菌分解糖后产酸产气以"⊕"表示,只产酸不产气以"＋"表示;细菌不分解糖以"—"表示。

3. **靛基质试验(吲哚试验)**　某些细菌具有色氨酸分解酶,能分解培养基中的色氨酸,产生吲哚,与对二甲基氨基苯甲醛结合,生成玫瑰吲哚而呈玫瑰红色。将大肠埃希菌、痢疾志贺菌、伤寒沙门菌分别接种到两支蛋白胨水中,37 ℃培养 18～24 小时后,沿管壁缓慢加入吲哚试剂,轻摇试管,观察结果。液面出现玫瑰红色,为阳性,用"＋"表示;液面不出现红色,为阴性,用"－"表示。

4. 甲基红试验

(1)原理:某些细菌分解葡萄糖产生丙酮酸,丙酮酸继续被分解,则可产生甲酸、乙酸、珑拍酸、乳酸等,这样使培养基的 pH 降至 4.5 以下,这时加入甲基红指示剂呈红色。若细菌分解葡萄糖产酸量少,或产生的酸进一步转化为其他物质(如醇、酮、醛、气体和水等),则培养基的 pH 仍在 6.2 以上,故加入甲基红指示剂呈黄色。本实验常用于鉴定大肠埃希菌与产气肠杆菌。

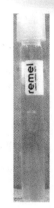

图 11－6 大肠埃希菌的葡萄糖发酵试验结果

(2)方法:将大肠埃希菌、产气肠杆菌分别接种于葡萄糖蛋白胨水中,37 ℃ 培养 18～24 小时后取出,分别滴入甲基红试剂 2～3 滴,观察结果。

5. VP 试验

(1)原理:丙酮酸在丙酮酸脱羧酶作用下生成中性的乙酰甲基甲醇,并在碱性环境中被氧化成二乙酰,进一步与培养基中的精氨酸的胍基结合,形成红色化合物。

(2)方法:将大肠埃希菌、产气肠杆菌分别接种于葡萄糖蛋白胨水中,37 ℃ 培养 18～24 小时后取出,分别滴入 VP 试剂 2～3 滴,观察结果。

6. 枸橼酸盐利用试验

(1)原理:某些细菌可利用枸橼酸盐作为碳源,并分解产生碳酸盐,使培养基变成碱性,指示剂溴麝香草酚蓝变为深蓝色,无菌苔生长且培养基绿色为阴性。

(2)方法:将大肠埃希菌、产气肠杆菌分别接种于枸橼酸盐培养基中,37 ℃ 培养 18～24 小时后取出,观察结果。

7. 尿素分解试验

(1)原理:某些细菌具有脲酶,能分解尿素产生氨,使培养基呈碱性,酚红指示剂变成红色,不变色为阴性。

(2)方法:将变形杆菌、产气肠杆菌分别接种于尿素培养基中,37 ℃ 培养 18～24 小时后取出,观察结果。

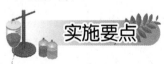

实施要点

1. 部分细菌致病性较强,观察结果时应注意避免细菌污染环境和引起感染。

2. 单糖发酵管培养基内置一开口向下的玻璃小导管,小导管中应充满培养液,不能有气泡。

实训结果

1. 绘出肠道杆菌镜下形态图并作简单描述。

2. 记录大肠埃希菌、伤寒沙门菌、痢疾志贺菌在 SS 琼脂平板、麦康凯琼脂平板、中国蓝琼脂平板及 EMB 琼脂平板上的生长现象。

3. 观察变形杆菌的迁徙生长现象。

4. 记录大肠埃希菌、伤寒沙门菌、痢疾志贺菌的双糖铁试验结果。

5. 记录大肠埃希菌、痢疾志贺菌的 IMViC 结果。

思考题

1. 在肠道选择培养基上如何区别肠道致病菌与非致病菌？

2. 在双糖铁培养基上如何区别志贺菌与沙门菌？

知识拓展

1. 单糖发酵管培养基

肉膏汤或蛋白胨水（pH 7.4～7.6）	100 ml
所需糖、醇或脂类物质	0.5～1 g
16 g/L 溴甲酚紫乙醇溶液	0.1 ml

将上述成分溶解后，分装于试管，每管 3～4 ml，内置一开口向下的玻璃小导管，小导管中应充满培养液，不能有气泡。高压蒸气（55.16 kPa）灭菌 15 分钟后备用。棉塞上涂上颜色，作为标记（如葡萄糖、乳糖、麦芽糖、甘露醇及蔗糖分别染以"红、黄、蓝、白、黑"色，以便识别）。

2. 葡萄糖蛋白胨水培养基

蛋白胨	0.5 g
葡萄糖	0.5 g
磷酸氢二钾（K_2HPO_4）	0.5 g
蒸馏水	100 g

将上述成分加热溶于蒸馏水中，校正 pH 至 7.2，滤纸过滤，分装于 13 mm×100 mm 试管中，每管 2 ml，高压蒸气（68.95 kPa）灭菌 20 分钟备用。

3. 蛋白胨水培养基

蛋白胨	20 g
氯化钠	5 g
蒸馏水	1 000 ml

将上述成分溶解后,调整 pH 至 7.4,分装小试管,每管 2 ml,高压蒸气(103.43 kPa)灭菌
15 分钟备用。若做吲哚试验,应采用多胨,因其中色氨酸含量较多。

4. 吲哚试剂

对二甲基氨基苯甲醛　　　　5 g

戊醇(或丁醇)　　　　75 ml

混合后,置 50～60 ℃ 水浴箱中过夜,次日取出,徐徐滴入浓盐酸 25 ml,滴加时随滴随摇,
配制后暗处保存备用。

5. 甲基红试剂

甲基红粉剂　　　　0.1 g

95％乙醇　　　　300 ml

溶解后,再用蒸馏水稀释至 500 ml。

6. 枸橼酸盐培养基

$MgSO_4 \cdot 7H_2O$	0.2 g	磷酸二氢铵	1 g
氯化钠	5 g	磷酸氢二钾	1 g
枸橼酸钠	5 g	琼脂	20 g
10 g/L 溴麝香草酚蓝溶液 10 ml		蒸馏水	1 000 ml

溶化盐类于水中,调 pH 至 6.8,加琼脂,加热溶化,加入指示剂,分装于试管,103.43 kPa
灭菌 15 分钟,制成斜面。

7. 克氏双糖铁培养基

蛋白胨 10 g、牛肉膏 3 g、NaCl 5 g、乳糖 10 g、葡萄糖 1 g、硫代硫酸钠 0.2 g、硫酸亚铁
0.2 g、琼脂 15 g、蒸馏水 1 000 ml、0.4％酚红 6 ml,除了糖类和酚红,其余成分加热溶解,调整
pH 至 7.4,再加入糖类和酚红,混匀,分装每管 3 ml,10 磅灭菌 15 分钟,制成高层加斜面,各占
1/2。

肠道杆菌评分标准

班级：_____   姓名：_____   学号：_____   得分：_____

项　目	评价内容	分值	评分等级及分值 A	B	C	实际得分及扣分依据
实训准备	着装整洁并穿白大褂,有实训报告	5	5	4～3	2～0	
	实验目的明确、内容清楚					
实训操作	正确选择所需的实训用品	5	5	4～3	2～0	
	1. 正确使用油镜观察肠道杆菌示教片,绘图并描述其形态特征	10	10	9～5	4～0	
	2. 观察并正确描述肠道杆菌在各种选择培养基上的菌落特征,并能区分肠道致病菌与非致病菌菌落	20	20～15	14～9	8～0	
	3. 观察并记录大肠埃希菌、伤寒沙门菌、痢疾志贺菌的双糖铁试验结果	20	20～15	14～9	8～0	
	4. 观察并记录大肠埃希菌、痢疾志贺菌的糖发酵试验、吲哚试验结果	10	10	9～5	4～0	
实训报告	实验报告工整,项目齐全,正确记录实验现象,并能针对结果进行分析讨论	10	10	9～5	4～0	
操作后处理	按要求清洁仪器,有使用记录,摆放好所用用品,台面整理、清洁,洗手离开	10	10	9～5	4～0	
总体评价	按照实验步骤正确进行实验操作及仪器使用,时间把握准确。操作手法规范、到位、动作熟练正确	10	10	9～5	4～0	
合计		100				

实验教师签名：　　　　　　实训时间：

（楼研）

实训十二 弧菌

实训目标

1. 掌握弧菌的形态、培养方法以及在常用培养基上的生长现象。
2. 熟悉弧菌的鉴定实验及快速诊断,了解弧菌的常用培养基及制备方法。
3. 熟悉用悬滴法在光镜下观察细菌的动力。

实训用物

1. 菌种 不凝集弧菌、弧菌碱性蛋白胨水培养物。
2. 培养基 碱性蛋白胨水、碱性琼脂平板、4 号琼脂或 TCBS 平板。
3. 霍乱弧菌、副溶血性弧菌示教片。
4. 革兰染色液、载玻片、凹玻片、盖玻片、浆糊、酒精灯、接种环、温箱、高压蒸气灭菌器等。

实训操作

1. 霍乱弧菌形态观察　观察霍乱弧菌形态示教片,形态呈弧形或逗点形,排列似"鱼群"样,染色为革兰阴性。副溶血性弧菌为弧形、棒状、卵圆形等多形态性,排列不规则,散在或成对排列,革兰染色阴性。

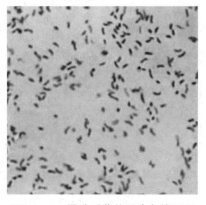

图 12-1　霍乱弧菌革兰染色镜下图

2. 悬滴法观察标本菌动力:显微镜暗视野观察。

(1) 取一张盖玻片,在其四角涂少许浆糊,以无菌操作取细菌1~2环置于盖玻片中央。

(2) 将凹玻片的凹孔向下,侧合于盖玻片上,避免空气进入,迅速翻转凹玻片,轻压盖玻片四角使粘合紧闭,防止水分蒸发。

(3) 观察时,先以低倍镜找到视野,再换高倍镜,应下降集光器、缩小光圈减少亮光易于观察。弧菌有鞭毛,运动活泼,可向不同方向迅速运动。

3. 标本菌接种培养及结果观察

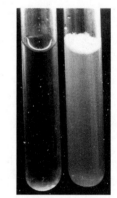

(1) 将细菌接种于碱性蛋白胨水、碱性琼脂平板和 TCBS 平板,37 ℃培养18~24 小时。

(2) 观察记录培养结果:碱性蛋白胨水,均匀混浊,有时在液体表面形成较薄的菌膜。碱性琼脂平板,较大、圆而扁平、边缘整齐、无色透明或半透明似水滴的菌落。TCBS 平板,较大、圆而扁平、边缘整齐、黄色的菌落。

4. 氧化酶试验

(1) 原理:某些菌能产生氧化酶,将盐酸二甲基对苯二胺或盐酸四甲基对苯二胺氧化成有色的醌类化合物。

图 12-2 霍乱弧菌在碱性蛋白胨水生长现象

(2) 方法:将滤纸条对折后蘸取菌落,打开滤纸条,加一滴盐酸二甲基对苯二胺试剂滴在菌落上,立即观察结果。

(3) 结果判定:立刻显示红色并逐渐加深为阳性,不变色为阴性。

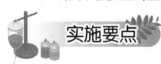

实施要点

1. 弧菌形态观察注意与杆菌区别。
2. 悬滴法观察弧菌动力注意防止水分蒸发。

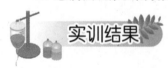

实训结果

1. 观察记录弧菌染色镜下形态及不同培养基培养结果。
2. 描述弧菌的运动情况。
3. 观察弧菌氧化酶试验结果。

思考题

1. 细菌动力观察有何种方法? 各有何意义?
2. TCBS 霍乱弧菌菌落为何种颜色? 为什么?

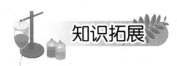 知识拓展

霍乱是由霍乱弧菌引起的急性传染病。它发病急,传播迅速,在历史上曾多次暴发流行,是国际检疫传染病(鼠疫、霍乱和黄热病三种)之一,在我国《传染病防治法》中属于甲类传染病(包括鼠疫和霍乱)。病发高峰期在夏季,能在数小时内造成腹泻脱水甚至死亡。霍乱是由霍乱弧菌所引起的,霍乱弧菌存在于水中,最常见的感染原因是食用被病人粪便污染过的水或食物。霍乱弧菌能产生霍乱肠毒素,造成分泌性腹泻,即使不再进食也会不断腹泻,米泔水状的粪便是霍乱的典型特征。霍乱的治疗要注意及时补充病人流失的水分和电解质,同时要给予抗菌药物的治疗(可用多西环素、四环素、诺氟沙星等),还要注意防治并发症。

 弧菌鉴定评分标准

班级:_____ 姓名:_____ 学号:_____ 得分:_____

项 目	评价内容	分值	评分等级及分值			实际得分及扣分依据
			A	B	C	
实训准备	着装整洁并穿白大褂,有实训报告	5	5	4～3	2～0	
	实验目的明确、内容清楚					
实训操作	正确选择所需的实训用品	5	5	4～3	2～0	
	1. 正确使用油镜观察弧菌示教片,绘图并描述其形态特征	20	20～15	14～9	8～0	
	2. 观察并正确描述弧菌在碱性琼脂平板上的菌落特征	10	10	9～5	4～0	
	3. 用悬滴法观察标本菌动力,记录结果	20	20～15	14～9	8～0	
	4. 正确操作氧化酶试验,判定结果	10	10	9～5	4～0	
实训报告	实验报告工整,项目齐全,正确记录实验现象,并能针对结果进行分析讨论	10	10	9～5	4～0	
善后处理	按要求清洁仪器,有使用记录,摆放好所用用品,台面整理、清洁,洗手离开	10	10	9～5	4～0	
总体评价	按照实验步骤正确进行实验操作及仪器使用,时间把握准确。操作手法规范、到位、动作熟练正确	10	10	9～5	4～0	
合计		100				

实验教师签名:_____ 实训时间:_____

(楼研)

实训十三　厌氧性细菌

实训目标

1. 掌握破伤风梭菌、产气荚膜梭菌、肉毒梭菌的形态特点和培养特性。
2. 了解厌氧菌常用培养方法。

实训用物

1. 示教片　破伤风梭菌、产气荚膜梭菌、肉毒梭菌形态示教片。
2. 菌种　破伤风梭菌。
3. 培养基　庖肉培养基、血液琼脂培养基、溴甲酚紫牛乳培养基。
4. 试剂　革兰染色液。
5. 其他　显微镜、固体石蜡(或凡士林)、酒精灯、接种环、温箱、载玻片、高压蒸气灭菌器等。

实训操作

一、观察破伤风梭菌、产气荚膜梭菌、肉毒梭菌示教片,注意每种细菌芽孢的形态、大小及位置

1. 破伤风梭菌　镜下见其繁殖体为革兰阳性细长杆菌,散在排列;芽孢呈正圆形,位于菌体顶端,直径大于菌体,使芽孢和菌体呈"鼓槌状";该菌鞭毛为周鞭毛。

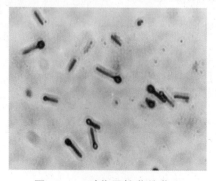

图 13-1　破伤风梭菌的芽孢

2. 产气荚膜梭菌 镜下检查为革兰染色阳性粗大杆菌,两端钝圆,散在或短链状排列;荚膜染色法可见肥厚荚膜;芽孢卵圆形,与菌体等宽,位于菌体中央或次极端。

3. 肉毒梭菌 镜下检查为革兰染色阳性粗大杆菌,两端钝圆,单独或成双排列;菌体的芽孢为卵圆形,宽于菌体,位于菌体次极端,使细菌呈"网球拍状";鞭毛为周身鞭毛。

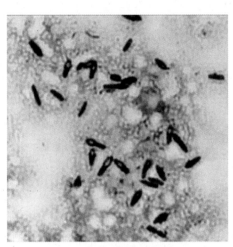

图 13 - 2 肉毒梭菌的芽孢

二、厌氧芽孢梭菌培养物观察

1. 破伤风梭菌

(1) 庖肉培养基:培养液呈轻度均匀混浊,产酸,肉渣部分消化微变黑,有少量气体。大多数菌株不使肉渣变黑,生成的甲基硫醇、H_2S 等使培养物变臭。

(2) 血琼脂平板:破伤风梭菌在血琼脂平板上形成圆形、扁平的小菌落。灰白色、边缘不整齐,菌落中心结实,周边疏松似"羽毛状"。菌落周围有 α 溶血环,培养时间延长可变为 β 溶血环。

2. 产气荚膜梭菌

(1) 庖肉培养基:产气荚膜梭菌在庖肉培养基中呈混浊生长,肉渣呈粉红色,不被消化,产生大量气体。

(2) 血琼脂平板:产气荚膜梭菌在血琼脂平板上多数菌株有双层溶血环,菌落圆形、突起、光滑、边缘整齐。

三、厌氧培养法

厌氧培养方法较多,常用方法有厌氧箱法、厌氧罐法、厌氧袋法、庖肉培养法等。以下介绍庖肉培养基。

1. 将肉渣培养基及破伤风梭菌肉渣培养物试管倾斜,置于火焰上微微加热,使凡士林熔化,并黏附于管壁一侧。

2. 用灭菌接种环取破伤风梭菌肉渣培养物,接种到肉渣培养基中。

3. 待接种好后再稍加温,直立试管,用凡士林封盖。

4. 置 37℃温箱培养 2～7 天。

观察结果,破伤风梭菌在庖肉培养基中生长缓慢,厌氧培养 2～7 天后其生长现象为:培养液轻度混浊,肉渣部分消化微变黑,有少量气体,培养物变臭。

四、产气荚膜梭菌"汹涌发酵"现象观察

1. 原理　产气荚膜梭菌能迅速分解乳糖产酸,使酪蛋白凝固,并产生大量气体,将凝固的酪蛋白冲散形成分散的海绵状碎块,并将培养基表面的石蜡冲至试管塞处,甚至冲开试管塞,气势汹猛,称为汹涌发酵现象。

2. 方法　用无菌吸管(或接种环)取产气荚膜梭菌庖肉培养物,接种于溴甲酚紫牛乳培养基,置 37℃温箱培养 18～24 小时,观察结果。

3. 结果和意义　一般于培养 6 小时后即可发生,产气荚膜梭菌迅速分解乳糖,产酸产气,酪蛋白被酸凝固,形成凝块与乳清,凝块被产生的大量气体冲击,形成分散的海绵状碎块,将部分培养基冲至试管口塞处。这种气势凶猛现象,为本菌的重要特征之一。

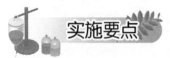

实施要点

1. 肉渣培养基制备时肉渣和肉汤的量应把握好,通常肉渣加 2 cm 左右,肉汤加 5 ml 左右,加入的凡士林应注意厚薄合适。

2. 接种破伤风梭菌时应取 3～5 环菌种从凡士林最薄处进行接种。

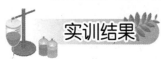

实训结果

1. 观察记录破伤风梭菌、产气荚膜梭菌、肉毒梭菌形态结构及不同培养基生长现象。

2. 观察产气荚膜梭菌在溴甲酚紫牛乳培养基上生长情况,并与未接种产气荚膜梭菌的溴甲酚紫牛乳培养基进行比较。

思考题

1. 破伤风梭菌、产气荚膜梭菌、肉毒梭菌的形态及芽孢的形态、位置有何不同?

2. 厌氧培养常用的方法有哪些?

3. 产气荚膜梭菌的致病因素是什么? 这与气性坏疽的临床表现有什么关系?

知识拓展

1. 溴甲酚紫牛乳培养基

新鲜牛乳(脱脂)　　　　　　100 g

1.6％溴甲酚紫溶液　　　　　0.1 ml

将溴甲酚紫指示剂加入牛乳中,分装试管6～8 ml,于表面加已熔化的凡士林,厚约5 mm,高压蒸气灭菌8磅20分钟,经37 ℃温箱培养24～48小时后,若无细菌生长则可使用。

2. 肉渣培养基(庖肉培养基)

牛肉渣　　0.5 g　　　　牛肉汤　　7 ml

取制备牛肉浸液剩下的并经过处理的肉渣,装于15×150 mm试管,每管0.5 g,并加入pH 7.6的肉汤培养基7 ml,上盖3～4 mm厚的熔化的凡士林,经高压蒸气灭菌15磅20分钟后,置4 ℃冰箱保存备用。

3. 破伤风梭菌芽孢染色法

(1) 原理:芽孢具有厚而致密的壁,透性低,不易着色。芽孢染色法就是根据芽孢既难以染色而一旦染上后又难以脱色的特点设计的。所以芽孢染色法都基于同一个原则,采用着色力强的染料,并加热以促进标本着色,然后使菌体脱色,而芽孢上的染料仍保留,经复染后,菌体和芽孢呈现不同的颜色。

(2) 方法:①用破伤风梭菌培养物涂片,干燥,火焰固定;②滴加石炭酸复红液于涂片上,用微火加热至染料冒蒸气(切勿煮沸),维持3～5分钟,加热过程要随时添加染液,勿让标本干涸,待玻片冷却后,水洗;③用95％乙醇脱色30～60秒,水洗;④滴加碱性美兰液复染30～60秒,水洗。⑤干燥后,镜检。

(3) 结果:芽孢染呈红色,菌体染呈蓝色。

厌氧性细菌鉴定评分标准

班级：＿＿＿＿＿＿　　姓名：＿＿＿＿＿＿　　学号：＿＿＿＿＿＿　　得分：＿＿＿＿＿＿

项 目	评价内容	分值	评分等级及分值 A	B	C	实际得分及扣分依据
实训准备	着装整洁并穿白大褂,有实训报告	5	5	4～3	2～0	
	实验目的明确、内容清楚					
实训操作	正确选择所需的实训用品	5	5	4～3	2～0	
	1. 正确使用油镜观察厌氧菌示教片,绘图并描述其形态特征	20	20～15	14～9	8～0	
	2. 正确制备肉渣培养基进行接种,观察并描述破伤风梭菌的生长现象	30	30～21	20～11	10～0	
	3. 描述并分析产气荚膜梭菌在牛乳培养基的"汹涌发酵"现象	10	10	9～5	4～0	
实训报告	实验报告工整,项目齐全,正确记录实验现象,并能针对结果进行分析讨论	10	10	9～5	4～0	
善后处理	按要求清洁仪器,有使用记录,摆放好所用用品,台面整理、清洁,洗手离开	10	10	9～5	4～0	
总体评价	按照实验步骤正确进行实验操作及仪器使用,时间把握准确。操作手法规范、到位、动作熟练正确	10	10	9～5	4～0	
合计		100				

实验教师签名：　　　　　　　　实训时间：

（楼研）

实训十四 结核分枝杆菌与其他细菌

实训目标

1. 掌握结核分枝杆菌的形态染色特点。
2. 熟悉结核分枝杆菌的菌落特征。
3. 学会痰标本直接涂片抗酸染色的方法。
4. 学会观察白喉棒状杆菌异染颗粒形态。
5. 了解放线菌形态结构。
6. 了解结核菌素试验原理、方法、结果判断及用途。
7. 熟悉铜绿假单胞菌的形态及菌落特征。

实训用物

1. 示教片 结核分枝杆菌、白喉棒状杆菌、铜绿假单孢菌示教片；伊色列放线菌硫磺颗粒压片，伊色列放线菌革兰染色，抗酸染色示教片。
2. 培养基 改良罗琴(L-J)培养基。
3. 试剂 抗酸染液。
4. 其他 经高压蒸气灭菌的结核痰液标本、载玻片、木夹、接种环、酒精灯等。

实训操作

一、结核分枝杆菌、白喉棒状杆菌、铜绿假单胞菌、放线菌的形态观察

1. 观察结核分枝杆菌抗酸染色标本片，注意其形态、染色及排列特征等。

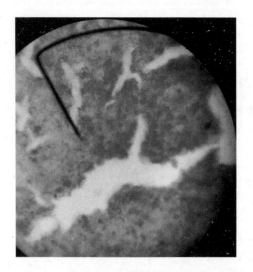

图 14-1 结核分枝杆菌抗酸染色镜下图

2. 观察白喉棒状杆菌标本片,白喉棒状杆菌异染颗粒位于菌体内,用 Neisser(奈瑟)染色,菌体染成黄褐色,颗粒呈紫黑色;用 Albert(阿伯脱)染色,菌体染成蓝绿色,颗粒呈蓝黑色。

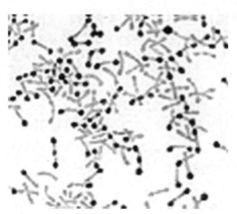

图 14-2 白喉棒状杆菌 Albert 染色镜下图

3. 观察铜绿假单孢菌标本片,镜下可见呈革兰阴性球杆菌,成双或成链排列。

4. 观察伊色列放线菌硫磺色或灰白色等颗粒压片,伊色列放线菌硫磺颗粒,直接压片镜下可见中央为交织的菌丝,菌体的末端稍膨大似棒状呈放射状排列。

二、结核分枝杆菌、铜绿假单胞菌、放线菌的菌落特点观察

1. 观察结核分枝杆菌在改良罗琴培养基上的生长情况。

2. 观察铜绿假单胞菌在普通培养基上的生长情况。

3. 观察放线菌在脑心浸液培养基上的生长情况。

三、肺结核患者痰标本抗酸染色法（萋一纳二氏抗酸染色法）

1. 涂片　用接种环挑取结核病人痰标本中的脓性或干酪样部分，直接涂于载玻片上，均匀涂抹成 $2.0\ cm\times2.5\ cm$ 大小的卵圆形痰膜，也可待干燥后再涂一层，制成厚膜涂片。自然干燥，微火固定，涂片外周用蜡笔划线。

2. 初染　用木夹夹持玻片，滴加石碳酸复红染液，以盖满标本面为度，在火焰高处徐徐加温，不可沸腾，出现蒸气即暂时离开，如此反复数次，染 5 分钟，若染液蒸发减少，可再加染液以防干涸，待标本片冷却后水洗。

3. 脱色　用 3％盐酸乙醇脱色，直至涂片无红色染液流下为止，但不可超过 10 分钟，水洗。

4. 复染　用碱性美兰染液复染 1 分钟，水洗吸干，用油镜检查。

5. 结果　抗酸分枝杆菌呈红色，为抗酸染色阳性；背景及非抗酸菌呈蓝色，为抗酸染色阴性。

四、结核菌素试验

1. 原理　结核菌素为结核杆菌的菌体成分，是一种变应原，注入机体皮内，若受试者曾受结核杆菌感染或卡介苗接种，T 细胞则致敏，结核菌素刺激致敏的 T 细胞，释放淋巴因子，在注射部位形成以单核淋巴细胞浸润为主的炎症，表现为红肿、硬结，此即为迟发型超敏反应。

2. 材料　75％乙醇棉球、碘酒棉球、结核菌素注射器及针头、镊子、无菌生理盐水、1∶1 000 稀释的旧结核菌素(oldtuberclin,OT)。

3. 方法
(1) 用无菌生理盐水将 OT 稀释 1 万倍后取 0.1 ml 注射于某同学前臂掌侧皮内。
(2) 注射后 48～72 小时内观察结果，以检查局部红肿硬结大小。

4. 结果判断
(1) 红肿硬结直径在 0.5 cm 以下者为阴性。
(2) 红肿硬结直径超过 0.5 cm 但在 2.0 cm 以下者为阳性反应。
(3) 红肿硬结直径超过 2.0 cm 者为强阳性反应。

五、硫磺样颗粒的检查

1. 显微镜检查　将"硫磺样颗粒"置载玻片上，以盖玻片轻压后镜检。在低倍镜下如见有典型的放射状排列的棒状或长丝状菌体，边缘有透明发亮的棒状菌鞘，即可确定诊断。也可用革兰染色、镜检，颗粒的中心部菌丝体染色为革兰阳性，分枝状菌丝排列不规则，四周放射状的肥大菌鞘可呈革兰阴性。抗酸染色阴性。

2. 分离培养　将标本("硫磺样颗粒")以无菌操作捣碎，接种于血琼脂或脑心浸液琼脂平板，置10％CO_2 的厌氧环境中，37 ℃培养 24 小时，观察微菌落特点，再经 7～14 天培养，观察大菌落特点。同时可接种硫乙醇酸钠肉汤增菌培养，经 37 ℃ 3～7 天可见培养基底部形成白色或灰白色雪花样生长,肉汤清晰。

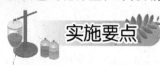

实施要点

1. 结核分枝杆菌抗酸染色标本片观察注意其排列方式。
2. 抗酸染色加热时注意避免染液干涸,不可沸腾。

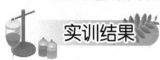

实训结果

1. 记录抗酸染色的操作步骤并报告实验结果　显微镜观察记录分枝杆菌特征:抗酸分枝杆菌呈红色,为抗酸染色阳性;背景及非抗酸菌呈蓝色,为抗酸染色阴性。
2. 绘出油镜下所见细菌的形态。
3. 绘出油镜下白喉棒状杆菌异染颗粒图。

思考题

1. 结核分枝杆菌和麻风分枝杆菌的形态染色有哪些异同点?
2. 结核分枝杆菌有哪些培养特性?
3. 放线菌形态特点是什么?
4. 抗酸染色的方法、结果和意义分别是什么?
5. 细核菌素试验结果阳性和强阳性说明什么?

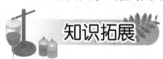

知识拓展

1. 萋—纳二氏抗酸染色液的配制
(1) 萋尔氏石碳酸复红液:取碱性复红和乙醇 10 ml 同 5% 石碳酸水溶液 90 ml 混合即成。
(2) 3% 盐酸乙醇:取浓盐酸 3 ml 同 95% 乙醇 97 ml 混合。
(3) 吕氏碱性美蓝液:取美蓝 0.3 g 溶于 95% 乙醇 30 ml 中,再加入蒸馏水 100 ml 及 10% 氢氧化钾水溶液 0.1 ml 即成。

2. 集菌法　为提高肺结核患者痰标本抗酸染色检出的阳性串,可采用集菌法,即加入痰消化剂消化痰液后离心沉淀,再取沉淀物涂片染色。常用的消化剂有 3% 盐酸、6% 硫酸、4% 氢氧化钠和 10% 磷酸三钠等。现有人主张使用一种黏液溶解剂 N-乙酰基-1-半胱氨酸与少量氢氧化钠联合作为痰的消化剂,效果较好。

3. 改良罗琴(L-J)培养基
成分:磷酸二氢钾　　　　　　　2.4 g
　　　硫酸镁($MgSO_4 \cdot 7H_2O$)　　0.24 g

枸橼酸镁	0.6 g
天门冬素	3.6 g
甘油	12 ml
蒸馏水	600 ml
马铃薯淀粉	30 g
新鲜鸡蛋液	1 000 ml(30 个)
2%孔雀绿水溶液	20 ml

制法：

(1) 加热溶解磷酸二氢钾、硫酸镁、枸橼酸镁、天门冬素及甘油于蒸馏水中。

(2) 将马铃薯粉加于上述溶液中，边加边搅，使成均匀糊状，继续在水浴中加热半小时。

(3) 将鸡蛋用清水洗净壳，用75%乙醇浸泡30分钟，取出后用无菌纱布擦干，以无菌手续划破卵壳。将卵黄卵白一并收集于盛有玻璃珠的无菌烧瓶内，将卵黄及卵白摇散混匀后加入上述已冷却的溶液中。

(4) 再加入灭菌的2%孔雀绿水溶液20 ml，充分摇匀后用无菌纱布过滤，然后分装于无菌试管中，置血清凝固器内间歇灭菌。

注：

①配制该培养基时所用的器皿、试管和纱布均须灭菌后使用。

②鸡蛋、马铃薯为营养物。卵黄中含有磷、磷脂和一些盐类，鸡蛋白能中和脂肪酸的毒性。甘油、枸橼酸盐补充碳源。硫酸镁等盐类供给镁、钾等元素，天门冬素为氮源，磷酸盐为缓冲剂，孔雀绿可抑制杂菌生长。

4. **硫磺颗粒直接片制作**　将脓、痰等标本置于平皿内，仔细寻找硫磺颗粒置于载玻片上(此颗粒肉眼刚可看到，有的大到5 mm)，复以盖玻片轻轻压平，即可。若颗粒不明显，可加50～100 g/L的氢氧化钠溶液2～3滴加以消化。

结核分枝杆菌鉴定评分标准

班级：＿＿＿＿＿　　　姓名：＿＿＿＿＿　　　学号：＿＿＿＿＿　　　得分：＿＿＿＿＿

项 目	评价内容	分值	评分等级及分值			实际得分及扣分依据
			A	B	C	
实训准备	着装整洁并穿白大褂，有实训报告	5	5	4～3	2～0	
	实验目的明确、内容清楚					
实训操作	正确选择所需的实训用品	5	5	4～3	2～0	
	1. 正确操作痰标本抗酸染色法	20	20～15	14～9	8～0	
	2. 使用油镜观察结核分枝杆菌，绘图并描述其形态特征	20	20～15	14～9	8～0	
	3. 正确判定结核菌素试验结果及意义	10	10	9～5	4～0	
	4. 正确描述白喉棒状杆菌异染颗粒示教片	10	10	9～5	4～0	
实训报告	实验报告工整，项目齐全，正确记录实验现象，并能针对结果进行分析讨论	10	10	9～5	4～0	
善后处理	按要求清洁仪器，有使用记录，摆放好所用用品，台面整理、清洁，洗手离开	10	10	9～5	4～0	
总体评价	按照实验步骤正确进行实验操作及仪器使用，时间把握准确。操作手法规范、到位，动作熟练正确	10	10	9～5	4～0	
合计		100				

实验教师签名：　　　　　　　实训时间：

（楼研）

实训十五　真菌

实训目标

1. 掌握白假丝酵母菌形态染色、培养特性和鉴别要点。
2. 掌握新型隐球菌墨汁负染色后形态特征。
3. 学会认识皮肤丝状菌，了解其检查法。

实训用物

1. 菌种　白假丝酵母菌。
2. 培养基　沙氏培养基、血平板、玉米 Tween-80 琼脂。
3. 试剂　革兰染液、新鲜人血清或兔血清。
4. 白假丝酵母菌、新型隐球菌、皮肤丝状菌等示教片。
5. 其他　盖玻片、小试管、载玻片、培养箱、病人皮肤、甲屑、毛发等。

实训操作

1. 培养检查　将白假丝酵母菌分别接种沙氏培养基和血平板，35 ℃培养 18～24 小时后，观察其菌落特征(外观、颜色、湿润度等)。在沙保培养基上白假丝酵母菌菌落为类酵母型，有假菌丝伸入培养基中，表面光滑湿润，边缘整齐，呈奶油色。在血平板上为灰白色或瓷白色菌落。

2. 显微镜检查　取白假丝酵母菌培养物制片，经革兰染色，镜下观察有无芽生孢子及假菌丝。白假丝酵母菌为圆形或椭圆形，可形成芽生孢子，孢子可延长成芽管，不与母细胞脱离而形成假菌丝。革兰阳性，着色不均。

3. 鉴定试验

(1) 芽管形成试验：将白假丝酵母菌接种在 0.5～1.0 ml 血清中(兔血清或人血清) 37 ℃温育 2～3 小时 ,镜下观察,绝大部分白假丝酵母菌可长出芽管,其形态是萌出芽管的孢子呈圆形,芽管较细,为孢子直径的 1/3～1/2,其萌发点不收缩。

(2) 厚膜孢子形成试验：将白假丝酵母菌接种在玉米 Tween-80 沙氏平板上 25 ℃温育,

每天观察,在 72 小时内可见丰富的假菌丝和真菌丝,绝大多数菌株可在菌丝顶端有典型的单个、最多不超过两个厚膜孢子。

4. 新型隐球菌墨汁负染色示教片　新型隐球菌为圆形或卵圆形酵母细胞,有芽生孢子,细胞外有一层荚膜。菌体和荚膜不着色,背景为黑色。

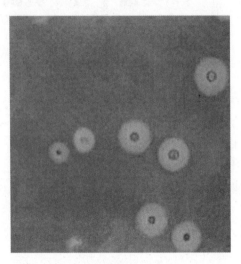

图 15-1　新型隐球菌墨汁负染色镜下图

5. 皮肤丝状菌检查(操作)

(1) 标本采集:皮肤丝状菌标本采集因病变部位而异。

① 毛发:头癣可用拔毛镊子拔取脆而易断、无光泽或有白色菌鞘的病损部毛发。

② 皮屑:手足癣、体癣、股癣宜用外科圆头钝刀轻轻刮取损害部位边缘部,或指(趾)间皮屑。汗斑癣刮取褐色的皱纹皮屑。

③ 甲屑:甲癣可用小刀刮取病损指(趾)甲深层碎屑。

皮肤、指(趾)甲病损部位,若先经 1∶10 000 新洁尔灭洗涤后刮取标本更好。

(2) 标本处理(10%KOH 透明标本法):取病发、皮屑或甲屑置于载玻片上,滴 1～2 滴 10%KOH 溶液,加盖玻片,置火焰上微微加热,以加速角质溶解,使标本透明,然后加压成薄片,并除去气泡,用滤纸吸去周围溶液。皮屑标本制备时,加热要适度,以免角质细胞溶解过度或造成KOH 结晶而影响结果观察。

(3) 显微镜检查:将已制备的标本片,先以低倍镜检查,发现可疑菌丝及孢子后,再换用高倍镜检查菌丝、孢子特征,予以证实。

用显微镜检查菌丝和孢子时,应注意与纤维、表皮细胞间隙、气泡及油滴等鉴别。

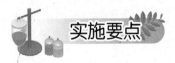 **实施要点**

1. 真菌形态结构观察尤其注意菌丝和孢子种类较多,应加以区别。

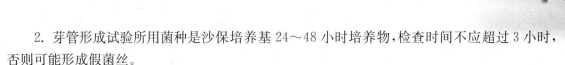

2.芽管形成试验所用菌种是沙保培养基24～48小时培养物,检查时间不应超过3小时,否则可能形成假菌丝。

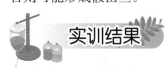

实训结果

1.观察白色念珠菌示教片及新型隐球菌墨汁负染色示教片,绘图并描述其形态特征。
2.观察并记录白色念珠菌在沙保培养基上的菌落特征。
3.记录芽管形成试验的现象及结果。
4.报告皮肤丝状菌镜检结果。

思考题

1.举例常见的深部和浅部感染真菌对人的致病。
2.皮肤丝状菌甲屑标本采集为何要加KOH?

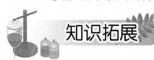

知识拓展

浅部真菌病是由寄生于角蛋白组织的皮肤癣菌所引起的皮肤病,感染人体后可引起组织反应而发生红斑丘疹、水疱、鳞屑、断发、脱发和甲板改变等。按其侵犯部位差别,临床可分为头癣、体癣、股癣、手足癣和甲癣。浅部真菌病流行颇广,在我国也是常见多发病。究其原因可能与下面因素有关:

1.真菌生活力极强 在自然界中几乎无处不存在,所以真菌感染人类的机会自然也随之增加。该菌喜好潮湿温暖的环境,真菌对生活条件要求不苛刻。故此,人们可从大气中、动植物体上、人类粪便、地板上和土壤里等可培养检出致病真菌。

2.带菌者是造成浅部真菌病菌流行传播的主要原因 由于人们对癣的危害性认识还不够,因而不重视它,有病往往任其发展。其最终造成后果是:对己则可能引起自身传染而招引他处发生癣;对社会可以通过各种途径向周围人群传播。

3.致病真菌传播场所广泛以致预防困难 引起本病传播场所相当广泛,可以通过公共物品,像拖鞋、浴盆、脚盆、毛巾、理发工具等而使病原菌广为传播。

4.机体自身抵抗力强弱对本病流行也有不容忽视的作用 患有全身性疾病患者,如糖尿病、恶性肿瘤等;长期因病而使用皮质激素,免疫抑制剂及抗生素等无疑将对癣病的发生起促进作用。

5.外界环境与癣的流行也有重要关系 真菌喜在潮湿环境中生长繁殖,故本病好发于趾间,并多见在湿热地区和炎热夏季发病或加重。

微生物学与免疫学实训

 真菌评分标准

班级：_____ 姓名：_____ 学号：_____ 得分：_____

项　　目	评价内容	分值	评分等级及分值 A	B	C	实际得分及扣分依据
实训准备	着装整洁并穿白大褂，有实训报告	5	5	4～3	2～0	
	实验目的明确、内容清楚					
实训操作	正确选择所需的实训用品	5	5	4～3	2～0	
	1. 正确使用油镜观察真菌示教片，绘图并描述其形态特征	20	20～15	14～9	8～0	
	2. 观察并正确描述真菌在沙保弱培养基的菌落特征	10	10	9～5	4～0	
	3. 正确操作芽管形成试验，会分析结果	30	30～21	20～11	10～0	
实训报告	实验报告工整，项目齐全，正确记录实验现象，并能针对结果进行分析讨论	10	10	9～5	4～0	
善后处理	按要求清洁仪器，有使用记录，摆放好所用用品，台面整理、清洁，洗手离开	10	10	9～5	4～0	
总体评价	按照实验步骤正确进行实验操作及仪器使用，时间把握准确。操作手法规范、到位，动作熟练正确	10	10	9～5	4～0	
合计		100				

实验教师签名：　　　　　　实训时间：

（楼研）

第二部分　免 疫 学

实训十六　直接凝集试验（肥达试验）

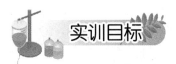

实训目标

1. 掌握直接凝集实验原理。
2. 熟悉肥达实验的方法及临床意义。

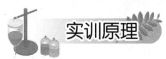

实训原理

　　细菌、红细胞等颗粒性抗原与相应抗体在适当条件下发生反应，比例适当时出现肉眼可见的凝集现象，称为直接凝集反应。常见的直接凝集试验有玻片法和试管法两种。

　　玻片凝集试验是指用已知抗体与玻片上的颗粒抗原直接反应，肉眼或显微镜下观察凝集现象，常用于血型的鉴定、菌种的诊断及分型等；试管凝集试验是指用已知颗粒抗原作为诊断试剂，在试管内与一系列倍比稀释的血清混合反应，通过肉眼或低倍镜观察凝集现象，常用于抗体效价测定、交叉配血试验、辅助诊断伤寒和斑疹伤寒等。

　　肥达试验是一种试管凝集反应，最早由肥达（Widal）用于临床。用已知的伤寒杆菌 O、H 抗原和甲、乙型副伤寒杆菌 H 抗原，与待测血清作试管或微孔板凝集实验，以测定血清中无相应抗体存在，作为伤寒、副伤寒诊断的参考。

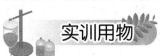

实训用物

1. 待检血清　伤寒患者血清，用生理盐水 1∶10 稀释。
2. 诊断菌液　已知伤寒沙门菌 H 及 O 菌液（$7 \times 10^8/\text{ml}$）。
3. 试剂及器材　生理盐水、恒温水浴箱、试管、1 ml 移液管、吸球等。

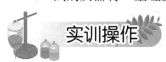

实训操作

1. 取洁净试管 16 支，分成两组，每组编号 1～8 号试管，排列于试管架上。第一组用于加伤寒沙门菌 O 诊断菌液,第二组加伤寒沙门菌 H 诊断菌液。

2. 各管均加入 0.5 ml 生理盐水。

3. 连续倍比稀释法

第一组 8 支试管:吸取 1:10 稀释的待检血清 0.5 ml 加入第 1 管,充分混匀后吸出 0.5 ml 加入第 2 管,混匀,从第 2 管吸出 0.5 ml 加入第 3 管;同法依次稀释至第 7 管,混匀后从第 7 管吸出 0.5 ml 弃去。

第 1～7 管的血清稀释度为 1:20、1:40、1:80、1:160、1:320、1:640、1:1 280。而第 8 管只有生理盐水,不加血清,作为阴性对照。

第二组 8 支试管:同上。

4. 第一组 8 支试管加诊断 O 菌液 0.5 ml,此时每管内血清稀释度又增加 1 倍,分别为 1:40、1:80、1:160、1:320、1:640、1:1 280、1:2 560。

第二组 8 支试管加诊断 H 菌液 0.5 ml,此时每管内血清稀释度又增加 1 倍,分别为 1:40、1:80、1:160、1:320、1:640、1:1 280、1:2 560。

5. 各管摇匀后置室温或 37 ℃恒温箱 18～24 小时,观察结果。操作程序见表 16 - 1。

表 16 - 1 试管凝集试验操作程序

	试验管							对照管
	1 号管	2 号管	3 号管	4 号管	5 号管	6 号管	7 号管	8 号管
生理盐水	↘0.5	↘0.5	↘0.5	↘0.5	↘0.5	↘0.5	↘0.5	0.5
待测血清	↘0.5	↘0.5	↘0.5	↘0.5	↘0.5	↗0.5	↘0.5	↘弃去
伤寒 O/H 抗原	0.5	0.5	0.5	0.5	0.5	0.5	0.5	0.5
血清稀释度	NS	1:40	1:80	1:160	1:320	1:640	1:1 280	1:2 560

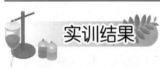 实训结果

判断凝集试验的结果,选择良好的光源和黑暗的背景。首先不振摇,观察管底凝集物和上清浊度。然后用手指轻弹管壁使凝集物悬浮,观察凝集块的松软、大小、均匀度和悬液浊度。

对照管:盐水对照管应无凝集现象。管底沉积呈圆形、边缘整齐,轻摇则沉积菌分散,均匀混浊。

试验管:伤寒沙门菌 O 抗原凝集物呈颗粒状,轻摇时不易升起和离散,往往黏附于管底。H 抗原凝集物呈棉絮状,沉于管底,轻摇易升起和离散。

以能出现＋＋ 凝集现象的血清最高稀释倍数为该血清的凝集效价。

＋＋＋＋　　　上层液体澄清,细菌凝集块全部沉于管底

＋＋＋　　　　上层液轻度混浊,凝集块沉于管底

＋＋　　　　　上层液体中度浑浊,管底仅有少量凝集块

管底液体呈均匀浑浊,无凝集现象

在临床中,一般以"O"凝集效价在 1∶80 或以上和"H"凝集效价在 1∶160 或以上为阳性。

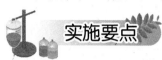

实施要点

1. 抗原、抗体在比例适当时,才出现肉眼可见的凝集现象。如抗体浓度过高,则无凝集物形成,出现前带现象。此时须加大抗体稀释度重新试验。

2. 判断结果时,应在暗背景下透过强光观察。

3. 注意温度、pH、电解质对试验结果的影响。

4. 抗原、抗体加入后要充分振摇,以增加抗原抗体的接触。

思考题

1. 与沉淀反应相比凝集试验有何特点?

2. 引起非特异性凝集的因素有哪些?

知识拓展

肥达试验分析:用肥达反应是诊断伤寒、副伤寒的辅助诊断。其结果的解释必须结合临床变现和病程、病史,以及地区流行病学情况。

机体患伤寒、副伤寒,一般于发病后 1~2 周内血液中出现特异性抗体并且随着病程延长而效价渐升,此时即可为阳性,第 4 周可达峰值,以后又逐渐降低。

一般以"O"凝集效价在 1∶80 或以上和"H"在 1∶160 或以上为阳性。

O 抗体主要是 IgM,出现较早;H 抗体主要是 IgG,出现较晚。根据此特点,肥达试验结果有如下诊断价值:二者均超过正常值,患伤寒的可能性大;二者均在正常值内,患伤寒的可能性小;H 抗体效价超过正常值,O 抗体效价正常,可能是接种了伤寒菌苗或者是接种的回忆反应;O 抗体效价超过正常值,H 抗体效价正常,可能是伤寒早期或者其他沙门氏菌感染。

一般间隔 1~2 周复查,若抗体效价比前次结果增高 2~4 倍,则具有诊断价值。

肥达试验考核评价标准

班级：_____   姓名：_____   学号：_____   得分：_____

项 目	评价内容	分值	评分等级及分值			实际得分及扣分依据
			A	B	C	
实训准备	着装整洁，卫生习惯好 掌握实验内容、相关知识，正确选择所需的材料及设备，正确洗涤	5	5	4～3	2～0	
实训记录	正确、及时记录实验的现象、数据	10	10	9～5	4～0	
实训操作	按照实验步骤正确进行实验操作及仪器使用。按时完成	10	10	9～5	4～0	
	1. 取洁净试管 16 支，分成两组，每组编号 1～8 号试管，排列于试管架上。第一组用于加伤寒沙门菌 O 诊断菌液，第二组加伤寒沙门菌 H 诊断菌液	10	10	9～5	4～0	
	2. 各管均加入 0.5 ml 生理盐水	10	10	9～5	4～0	
	3. 连续倍比稀释法 第一组 8 支试管：吸取 1:10 稀释的待检血清 0.5 ml 加入第 1 管，充分混匀后吸出 0.5 ml 加入第 2 管，混匀，从第 2 管吸出 0.5 ml 加入第 3 管；同法依次稀释至第 7 管，混匀后从第 7 管吸出 0.5 ml 弃去 第 1～7 管的血清稀释度为 1:20、1:40、1:80、1:160、1:320、1:640、1:1 280。而第 8 管只有生理盐水，不加血清，作为阴性对照 第二组 8 支试管：同上	10	10	9～5	4～0	
	4. 第一组 8 支试管加诊断 O 菌液 0.5 ml，此时每管内血清稀释度又增加 1 倍，分别为 1:40、1:80、1:160、1:320、1:640、1:1 280、1:2 560 第二组 8 支试管加诊断 H 菌液 0.5 ml，此时每管内血清稀释度又增加 1 倍，分别为 1:40、1:80、1:160、1:320、1:640、1:1 280、1:2 560	10	10	9～5	4～0	
	5. 各管摇匀后置室温或 37 ℃恒温箱 18～24 小时，观察结果	10	10	9～5	4～0	
结果判断	正确判断血清中抗体的效价	10	10	9～5	4～0	
操作后整理	按要求清洁仪器设备、实验台，摆放好所用药品	5	5	4～3	2～0	
实训报告	实验报告工整，项目齐全，结论准确，并能针对结果进行分析讨论	10	10	9～5	4～0	
合计		100				

实验教师签名：   实训时间：

（苏琰）

实训十七　间接凝集试验

一、胶乳凝集试验（检测 RF 因子）

实训目标

1. 掌握间接凝集试验原理以及间接凝集试验的类别。
2. 熟悉 RF 因子检测的临床应用及意义。

实训原理

　　间接凝集反应是指可溶性抗原与相应抗体直接反应不出现凝集现象，因此将可溶性抗原包被在一种与免疫无关的颗粒状载体表面形成致敏颗粒，再与相应抗体反应，则出现特异性凝集现象。常用的载体颗粒有红细胞如人 O 型红细胞及绵羊红细胞、乳胶颗粒、白陶土、明胶颗粒、火棉胶等。载体颗粒是红细胞，称间接血凝试验；若为乳胶颗粒，则称为乳胶凝集试验。

　　根据致敏载体用的是抗原或抗体以及凝集反应的方式，间接凝集反应分为 4 类：正向间接凝集反应；反向间接凝集反应；间接凝集抑制反应；协同凝集反应。

　　类风湿因子（RF）是一组抗变性 IgG 的自身抗体，它能与人或动物的变性 IgG 结合，而不与正常人 IgG 发生凝集反应。根据这一点，将处理过的人 IgG 与羧化聚苯乙烯胶乳共价交联，使其吸附于胶乳颗粒载体上，称为致敏的胶乳颗粒。当待检血清中有 RF 时，则致敏胶乳颗粒上的变性 IgG 与相应的抗体（RF）发生反应，出现凝集现象。

实训用物

1. 标本　类风湿因子（RF）阳性血清和阴性血清。
2. 诊断试剂　人 IgG 致敏胶乳试剂（试剂盒）。
3. 试剂及器材　生理盐水、黑色方格反应板、牙签、刻度吸管等。

实训操作

1. 将阳性血清和阴性血清(用生理盐水 1∶20 稀释)1 滴,分别加在黑色方格反应板上,然后分别加入 IgG 致敏胶乳试剂一滴。

2. 轻轻摇动反应板(或用搅拌棒充分混匀后)2~3 分钟,观察结果。

 实训结果

加入免疫胶乳试剂后,用搅拌棒充分混匀,连续摇动,在室内的光线下 2~3 分钟出现清晰凝集颗粒,且液体澄清者为阳性,即 RF 阳性。如图 17-1:1 出现清晰凝集颗粒,为阳性,其余的未出现凝集现象,为阴性结果。

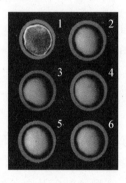

图 17-1　试管凝集试验操作程序

 实施要点

1. 试剂应 4 ℃保存,严禁冻存,使用前将试剂平衡至室温并摇匀。反应板应洗净、干燥。

2. 判断结果时,应充分摇匀 2~3 分钟后观察结果。

3. 若试剂盒中阴性对照出现凝集,则该试剂盒致敏胶乳试剂失效。

 思考题

1. 间接凝集试验与直接凝集试验相比较有何特点?

2. 引起非特异性凝集的因素有哪些?

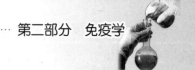

二、胶乳凝集抑制试验（检测 HCG）

实训目标

1. 掌握胶乳凝集抑制试验原理。
2. 熟悉 HCG 检测的临床应用及意义。

实训原理

胶乳凝集抑制试验是将含有可溶性抗原的待检样品先与已知抗体混合，充分作用后再加入抗原致敏的胶乳颗粒，因抗体以与样品中的可溶性抗原结合，胶乳颗粒不再出现凝集现象。本试验以检测绒毛膜促性腺激素（HCG）的免疫妊娠试验为例。人绒毛膜促性腺激素（HCG）是由胎盘的滋养层细胞分泌的一种糖蛋白，在受精后就进入母血并快速增殖一直到孕期的第 8 周，然后缓慢降低浓度直到第 18～20 周，然后保持稳定。

实训用物

1. 标本　待检尿液、孕妇尿液、正常人尿液。
2. 诊断试剂　HCG 致敏胶乳试剂、抗 HCG 抗体（妊娠诊断试剂盒）。
3. 试剂及器材　生理盐水、黑色方格反应板、牙签、刻度吸管、试管等。

实训操作

1. 将孕妇尿、正常人尿、待检尿液分别滴一滴在黑色方格反应板的三个孔内。
2. 在上述三个孔内分别滴一滴诊断血清（抗 HCG 抗体），分别用搅拌棒搅匀，手持反应板，连续摇动 1～2 分钟。
3. 在上述三孔内各加一滴 HCG 致敏胶乳试剂，用搅拌棒混匀，再轻摇 2～3 分钟，观察结果。

实训结果

1. 阴性对照（正常人尿液）　应出现明显的均匀一致的凝集颗粒，液体澄清，否则试验无效。
2. 阳性对照（孕妇尿液）　应出现均匀一致的胶乳状。

3. 待检样品 如出现明显的凝集为 HCG 阴性;如不出现凝集,呈均匀胶乳状为 HCG 阳性。

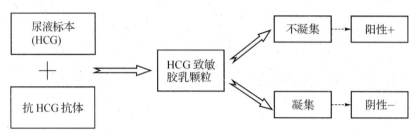

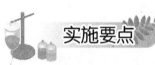

实施要点

1. 试剂应 4 ℃保存,严禁冻存,使用前将试剂平衡至室温并摇匀。反应板应洗净、干燥。

2. 待检尿液以晨尿为佳,不可使用严重蛋白尿、菌尿及血尿等。试验同时设置阳性、阴性对照,以排除非特异性凝集。待测标本和试剂的加入顺序应遵照试剂盒规定的步骤,否则影响试验结果。

3. 判断结果时,应充分摇匀 2~3 分钟后观察结果。

思考题

作为间接凝集试验,胶乳试验的敏感度和血凝试验相比,哪一个更高一些?

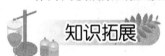

知识拓展

类风湿因子(RF)是一种抗人或动物 IgG 分子 FC 片段抗原决定簇的抗体,是以变性 IgG 为靶抗原的自身抗体。RF 最初由 Rose 等(1984 年)在类风湿性关节炎(RA)患者血清中发现。RF 与体内变性的 IgG 结合形成免疫复合物后可活化补体,或被吞噬细胞吞噬。由吞噬细胞释放的溶酶体酶、活化肽、胶原酶、前列腺素 E2 等物质,在细胞因子和炎性黏附分子的参与下,致组织炎性损伤,可使患者发生骨关节炎及血管炎。

RF 在 RA 患者中的阳性检出率很高,可达 79.6%,是 RA 患者血清中常见的自身抗体。但 RF 不是仅在 RA 患者中出现,在 SLE、进行性全身性硬化症等自身免疫性疾病患者和部分老年人中 RF 的阳性率可达 28.9%~50%。因而 RF 对 RA 患者并不具有严格特异性,RF 阳性不能作为诊断 RA 的唯一标准。

类风湿因子试验评价标准

班级：_____　　姓名：_____　　学号：_____　　得分：_____

项　目	评价内容	分值	评分等级及分值			实际得分及扣分依据
			A	B	C	
实训准备	着装整洁,卫生习惯好 掌握实验内容、相关知识,正确选择所需的材料及设备,正确洗涤	5	5	4～3	2～0	
实训记录	正确、及时记录实验的现象、数据	10	10	9～5	4～0	
实训操作	按照实验步骤正确进行实验操作及仪器使用。按时完成	10	10	9～5	4～0	
	1. 将阳性血清和阴性血清(用生理盐水 1∶20 稀释)1滴,分别加在黑色方格反应板上	20	20～15	14～9	8～0	
	2. 每板加人 IgG 致敏胶乳试剂一滴	10	10	9～5	4～0	
	3. 轻轻摇动反应板(或用搅拌棒充分混匀后)2～3分钟,观察结果	20	20～15	14～9	8～0	
实训结果质量	正确判断血清中 RF 因子阳性或阴性	10	10	9～5	4～0	
实训整理	按要求清洁仪器设备、实验台,摆放好所用药品	5	5	4～3	2～0	
实训报告	实验报告工整,项目齐全,结论准确,并能针对结果进行分析讨论	10	10	9～5	4～0	
合计		100				

实验教师签名：　　　　　实训时间：

（苏琰）

实训十八 酶联免疫吸附试验(检测 HBsAg)

实训目标

1. 掌握酶联免疫吸附试验的基本方法及原理。
2. 掌握酶联免疫吸附试验结果的观察与判断。
3. 了解 ELISA 在临床上的应用及意义。

实训原理

酶联免疫吸附试验基本原理是将已知抗原或抗体吸附在固相载体表面,使抗原抗体反应在固相表面进行,用洗涤的方法将固相上的抗原抗体复合物与液相中的游离成分分开。加入酶的底物后,通过酶对底物催化的显色反应程度,对标本中抗原或抗体进行定性或定量。该实验类型较多,如:双抗体夹心法检测抗原、双抗原夹心法检测抗体、竞争法测抗体、竞争法测抗原、双位点一步法检测抗原、间接法检测抗体及捕获法检测抗体等。本实验以双抗体夹心法检测血清中乙肝表面抗原(HBsAg)。

双抗体夹心法是将已知抗体包被固相载体,待检标本中的相应抗原与固相表面的抗体结合,洗涤去除未结合成分。再加入抗原特异的酶标抗体,形成固相的抗体—抗原—酶标抗体夹心复合物,最后加入底物,根据加底物催化反应后的显色程度确定待检抗原的含量。

乙肝表面抗原(HBsAg)是乙肝病毒的外壳蛋白,本身不具有传染性,但它的出现常伴随乙肝病毒的存在,所以它是已感染乙肝病毒的标志。它可存在于患者的血液、唾液、乳汁、汗液、泪水、鼻咽分泌物、精液及阴道分泌物中。

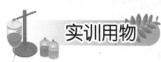

实训用物

1. 标本 待检血清。
2. 诊断试剂 已包被抗体(HBsAb)的微量反应板、酶(HRP)标记抗体、酶的底物 A(含 H_2O_2)和底物 B(含 TMB)、洗涤液、酶反应终止液、封板胶纸、HBsAg 阴性对照品和 HBsAg 阳性对照品、参考标准品、标本的稀释液。

3. 试剂及器材　酶联免疫检测仪、试管、微量移液器、移液器枪头、水浴锅、温箱、吸水纸等。

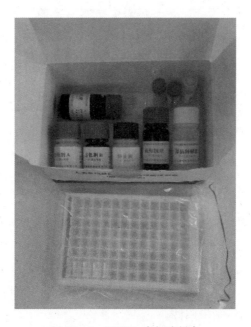

图 18 - 1　ELISA 诊断试剂盒

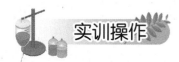

1. 实验准备　将试剂盒从 4 ℃冰箱中取出,取出盒中各组分,平衡至室温(18～25 ℃),微孔板开封后,余者及时以自封袋封存,浓缩洗涤液以 1∶20 稀释。

2. 加样　设阴性对照一孔,阳性对照一孔,其余为待测标本孔,在相应孔中每孔加 50 μl 阴阳性对照血清、待检血清,贴上封板胶纸。

3. 温育　置 37 ℃温箱或水浴锅温育 60 分钟。

4. 加酶结合物　在每一微孔中加入酶标记抗体 50 μl,充分混匀,贴上封板胶纸。

5. 温育　置 37 ℃温箱或水浴锅温育 30 分钟。

6. 洗板　洗涤液注满每孔,静置 5～10 秒,弃去孔内洗涤液拍干,反复充分洗涤 5 次,拍干。

7. 显色　每孔加底物 A、底物 B 各 50 μl,轻轻振荡充分混匀,37 ℃避光孵育 15 分钟。

8. 终止反应　每孔加入终止液 50 μl,混匀。

9. 结果测定　用酶标仪单波长法(450 nm)或双波长法(450 nm/630 nm),测定每一微孔 OD 值,记录结果。

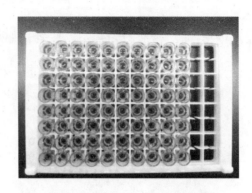

图 18－2　ELISA 诊断试验结果

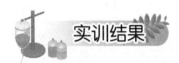

1. 肉眼判定结果　加终止液后显黄色判为阳性,无色的判为阴性。

2. 酶标仪判定结果

Cut off(CO)的计算:CO＝阴性对照 OD 均值×2.1

阴性对照 OD 均值低于 0.05 时,以 0.05 计算,高于 0.05 按实际 OD 值计算。

样品 OD 值 S/CO≥1 者,结果阳性;

样品 OD 值 S/CO<1 者,结果阴性。

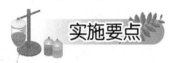

1. 试剂应 4 ℃保存,严禁冻存,使用前将试剂平衡至室温。

2. 标本采集时应尽量避免溶血,因红细胞破裂可释放过氧化物酶活性物质干扰立可读方法的结果,可造成假阳性;长菌的标本同样易产生假阳性。

3. 加样时确保加样量的准确,以免导致错误实验结果;移液器手工加样应当每次更换吸头;操作过程中避免微量反应孔中出现气泡;每次手工洗板应拍干。

4. 如果阴性对照 OD 均值＞0.1 或阳性对照 OD 均值＜0.4 时,则表明操作不正常,或试剂盒已经变质损坏不能使用,需要重新试验。

双抗体夹心法是酶联免疫吸附试验中常见的方法之一,用于对各种抗原的检测。比较其他酶联免疫吸附试验如竞争法、双位点一步法等各种方法的用途和特点。

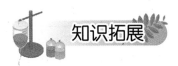

2013年世界肝炎日:7月28日。选定7月28日作为世界肝炎日,是为了纪念乙肝病毒的发现者、诺贝尔奖得主巴鲁克·塞缪尔·布隆伯格的生日。

每年的7月28日,世界卫生组织及其合作伙伴通过纪念世界肝炎日,提高人们对病毒性肝炎及其所导致的疾病的认识和了解。甲、乙、丙、丁和戊型肝炎病毒可导致急、慢性感染和肝脏炎症,可能引发肝硬化和肝癌。这些病毒构成了一项主要的全球健康风险,约有2.4亿人患有慢性乙肝,约1.5亿人患有慢性丙肝。2013年的肝炎日主题是"这就是肝炎。了解它。面对它。"宣传活动强调肝炎对健康造成危险,但在世界许多地区,依然在很大程度上不为人所知。

 ## ELISA检测HBsAg考核评价标准

班级:＿＿＿＿＿　　姓名:＿＿＿＿＿　　学号:＿＿＿＿＿　　得分:＿＿＿＿＿

项　目	评价内容	分值	评分等级及分值 A	B	C	实际得分及扣分依据
实训准备	着装整洁,卫生习惯好 掌握实验内容、相关知识,正确选择所需的材料及设备,正确洗涤	5	5	4～3	2～0	
实训记录	正确、及时记录实验的现象、数据	10	10	9～5	4～0	
实训操作	按照实验步骤正确进行实验操作及仪器使用,按时完成	10	10	9～5	4～0	
	1. 实验准备　将试剂盒从4 ℃冰箱中取出,取出盒中各组分,平衡至室温(18～25 ℃),微孔板开封后,余者及时以自封袋封存,浓缩洗涤液以1∶20稀释	10	10	9～5	4～0	
	2. 加待测标本　设阳性对照一孔,阴性对照一孔,其余为待测标本孔,在相应孔中每孔加50 μl 阴阳性对照血清、待检血清,贴上封板胶纸	10	10	9～5	4～0	
	3. 温育　置37 ℃温箱或水浴锅温育60分钟	10	10	9～5	4～0	
	4. 加酶结合物　在每一微孔中加入酶标记抗体50 ml,充分混匀,贴上封板胶纸 5. 温育　置37 ℃温箱或水浴锅温育30分钟	10	10	9～5	4～0	
	6. 洗板　反复充分洗涤5次,拍干 7. 显色　每孔加底物A、底物B各50 μl,轻轻振荡充分混匀,37 ℃避光孵育15分钟 8. 终止反应　每孔加入终止液50 μl,混匀	10	10	9～5	4～0	

项　目	评价内容	分值	评分等级及分值			实际得分及扣分依据
			A	B	C	
结果判断	根据颜色变化判断血清是否为阳性,并用酶标仪单波长法(450 nm)或双波长法(450 nm/630 nm),测定每一微孔 OD 值,记录结果,读取酶标仪 OD 值	10	10	9~5	4~0	
实训整理	按要求清洁仪器设备、实验台,摆放好所用药品	5	5	4~3	2~0	
实训报告	实训报告工整,项目齐全,结论准确,并能针对结果进行分析讨论	10	10	9~5	4~0	
合计		100				

实验教师签名:　　　　　　　实训时间:

（苏琰）

实训十九　免疫细胞的检测

免疫细胞是指参与免疫应答或与免疫应答相关的细胞,包括淋巴细胞、树突状细胞、单核/巨噬细胞、粒细胞、肥大细胞等。临床上由于免疫系统或其他系统的疾病及移植后的免疫抑制状态时,免疫细胞的数量或功能均可发生变化。

因此,进行细胞免疫检测,用体外或体内试验对机体的各种参与免疫应答的细胞进行鉴定、计数和功能测定,藉以了解机体的免疫状态,并对某些临床疾病的诊断、预后及疗效观察等也具有一定意义。

细胞免疫检测的方法一般包括:

1. 免疫细胞的分离　正常情况下体外测定免疫细胞首先要从外周血或淋巴组织中分离所需的细胞。其主要方法是根据细胞的表面标记、理化性状及功能等方面的差别进行设计。包括外周血单个核细胞的分离;T、B 及其他免疫细胞的纯化;免疫磁珠分离法;荧光激活细胞分离仪分离法等。

2. 免疫细胞的计数　包括荧光抗体染色、花环形成试验等。

3. 免疫细胞功能的测定　其中包括 T 细胞功能测定如淋巴细胞转化试验,淋巴细胞参与的细胞毒性试验及 T 细胞功能的体内测定法等;B 细胞功能测定包括孔板形成细胞检测、定量溶血分光光度法及酶联免疫斑点试验等;其他淋巴细胞功能的检测如 NK 细胞活性检测;吞噬细胞功能检测等。

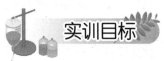

1. 熟悉淋巴细胞的检测技术。
2. 掌握单个核细胞分离的原理及方法。

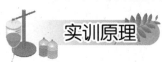

外周血单个核细胞(Peripheral blood mononuclear cell,PBMC)的分离是免疫学研究中的一项基本技术。PBMC 包括:淋巴细胞、单核细胞。各种血细胞比重不同,利用密度梯度离心进行分离。

常用分离 PBMC 的方法是葡聚糖-泛影葡胺密度梯度离心法(ficoll-hypaque density gradient centrifugation），是利用介于 1.075～1.090 之间的聚蔗糖-泛影葡胺分离液作密度梯度离心，离心后不同比重的血细胞在分离液中呈梯度分布，从而分离出 PBMC。Ficoll-hypaque 混合溶液，又称淋巴细胞分层液，在分离人 PBMC 时，要求其比重为 1.077±0.001。

表 19-1 外周血各细胞成分的密度

细胞	比重
血小板	1.030～1.035
PBMC	1.075～1.090
多核白细胞	1.092
红细胞	1.093

 实训用物

1. 标本　静脉取血 2 ml，加入含肝素溶液（10～50 U/ml 血样本）的试管中，混匀，使血液抗凝。

2. 试剂　肝素、Hank 液（pH 7.2）、生理盐水、淋巴细胞分层液（Ficoll-Hypaque，分离人外周血单个核细胞用 1.077±0.001 的密度分离液）、台盼蓝染液等。

3. 器材　刻度离心管、吸管、试管、毛细吸管、橡皮乳头、载玻片、盖玻片、离心机等。

 实训操作

1. 抽血　静脉抽血 2 ml（每组），用 2 滴肝素抗凝，加 2 ml 等量 Hanks 液于抗凝血中稀释，轻轻混匀。

2. 吸取 2 ml Ficoll-hypaque 分层液置于刻度离心管中，将 3～4 ml 稀释血液用毛细吸管缓慢沿管壁叠加在分离液上面。

3. 离心　将上述叠加好的血液轻轻放在水平离心机中离心，2 000 rpm，30 分钟；离心后管内细胞分布如图 19-1。

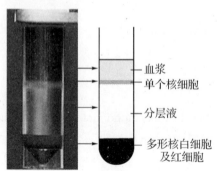

图 19-1　离心后分层情况

4. 分离 用毛细吸管插入白膜层,沿离心管壁吸取该层单个核细胞层并移入另外一支试管中。

5. 用 Hanks 液洗涤细胞,每次离心 1 500 rpm,10 分钟,弃上清,重复洗涤 2～3 次。最后一次离心后,弃去上清,将细胞悬液还原至 1 ml。

6. 计数 取一滴细胞悬液置于血细胞计数板上计数。

7. 细胞活性检测 台盼蓝染色法检测细胞活性。

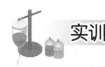

细胞计数:淋巴细胞浓度(细胞数/ml)=四个大方格内细胞数/4×10⁴。

活细胞不着色,折光性强。死细胞由于染料可渗入细胞内,故死细胞被染成蓝色,死细胞体积较大,无光泽。正常情况下,活细胞存活率应在 95％以上。

$$活细胞百分率=\frac{活细胞数}{总细胞数}\times100\%$$

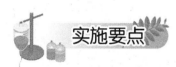

1. 实验所用玻璃器皿应该洁净。如果制备的单个核细胞悬液用于细胞培养时,上述操作过程都要在无菌条件下进行,所用器材、试剂都应为无菌。

2. 分离人外周血单个核细胞用的细胞分层液比重应为 1.077±0.001。在淋巴细胞分层液中加入稀释全血时,动作尽量轻缓,不得将血液冲入分离液中,保持两层液体的清晰界面。

3. 实验中的细胞得率与室温及分层液比重等有关。分层液及配置好的单个核细胞都应避光 4 ℃保存。

4. 用此方法分离 PBMC 纯度可达 95％,淋巴细胞约占 90％,其中 T 淋巴细胞占 80％,B 淋巴细胞占 4％～10％。但该方法不能除去单核细胞。

1. 为何常用密度为 1.077±0.001 的分层液分离人单个核细胞?

2. 利用密度梯度离心法分离人单个细胞,为何要将血液样品进行适当稀释,并要叠加于分层液上?

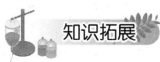

聚蔗糖—泛影葡胺是一种较理想的细胞分层液,其主要成分是一种合成的蔗糖聚合物称聚

蔗糖(商品名为 Ficoll),分子量为 40 kD,具有高密度、低渗透压、无毒性的特点。高浓度的 Ficoll 溶液黏性高,易使细胞聚集,故通常使用 60 g/L 的低浓度溶液,密度为 1.020,添加比重为 1.200 的泛影葡胺以增加密度。国外常用商品 Isopaque 或 Hypaque,故又称 Ficoll - Hypaque 分层液,将适量 340 g/L 泛影葡胺加入 Ficoll 溶液中即可配制成密度为 1.077±0.001 的分层液。

人外周血单个核细胞分离实训考核评价标准

班级:＿＿＿＿＿＿　　姓名:＿＿＿＿＿＿　　学号:＿＿＿＿＿＿　　得分:＿＿＿＿＿＿

项　目	评价内容	分值	评分等级及分值			实际得分及扣分依据
			A	B	C	
实训准备	着装整洁,卫生习惯好 掌握实验内容、相关知识,正确选择所需的材料及设备,正确洗涤	5	5	4～3	2～0	
实训记录	正确、及时记录实验的现象、数据	10	10	9～5	4～0	
实训操作	按照实验步骤正确进行实验操作及仪器使用,按时完成	10	10	9～5	4～0	
	1. 抽血　抽血 2 ml,肝素抗凝;加 2 ml Hanks 液于抗凝血中稀释,混匀 2. 吸取 2 ml Ficoll-hypaque 分层液置于刻度离心管中,将 4 ml 稀释血液用毛细吸管缓慢沿管壁叠加在分离液上面	10	10	9～5	4～0	
	3. 离心　2 000 rpm,30 分钟 4. 分离　用毛细吸管插入白膜层,沿离心管壁吸取该层单个核细胞层并移入另外一支试管中	10	10	9～5	4～0	
	5. 用 Hanks 液洗涤细胞,每次离心 1 500 rpm,10 分钟,弃上清,重复洗涤 2～3 次。最后一次离心后,弃去上清,将细胞悬液还原至 1 ml	10	10	9～5	4～0	
	6. 计数　取一滴细胞悬液置于血细胞计数板上计数	10	10	9～5	4～0	
	7. 细胞活性检测　台盼蓝染色法检测细胞活性	10	10	9～5	4～0	
结果判断	正确进行细胞计数,计算活细胞百分率	10	10	9～5	4～0	
实训整理	按要求清洁仪器设备、实验台,摆放好所用药品	5	5	4～3	2～0	
实训报告	实验报告工整,项目齐全,结论准确,并能针对结果进行分析讨论	10	10	9～5	4～0	
合计		100				

实验教师签名:　　　　　　　实训时间:

（苏琰）

参考文献

［1］肖纯凌,赵富玺.病原生物学和免疫学.第6版.北京:人民卫生出版社,2010

［2］刘辉.免疫学检验.第3版.北京:人民卫生出版社,2010

［3］甘晓玲.微生物学检验.第3版.北京:人民卫生出版社,2010

［4］皮至明.免疫学及免疫检验技术.北京:高等教育出版社,2009

［5］倪语星,尚红.临床微生物学与检验.第4版.北京:人民卫生出版社,2007

［6］叶应妩,王毓三,申子瑜.全国临床检验操作规程.第3版.南京:东南大学出版社,2006

［7］刘辉.临床免疫学和免疫学检验实验指导.第2版.北京:人民卫生出版社,2006

［8］张卓然.临床微生物和微生物检验.第3版.北京:人民卫生出版社,2004

［9］白惠卿.医学微生物学与免疫学学习指导.北京:北京大学医学出版社,2003

［10］王兰兰.临床免疫学和免疫学检验.北京:人民卫生出版社,2003

［11］洪秀华.临床微生物学和微生物检验实验指导.第2版.北京:人民卫生出版社,2003

［12］张秋萍,王瑾,刘胜武.医学免疫学实验技术.武汉:武汉大学出版社,2002